U0111932

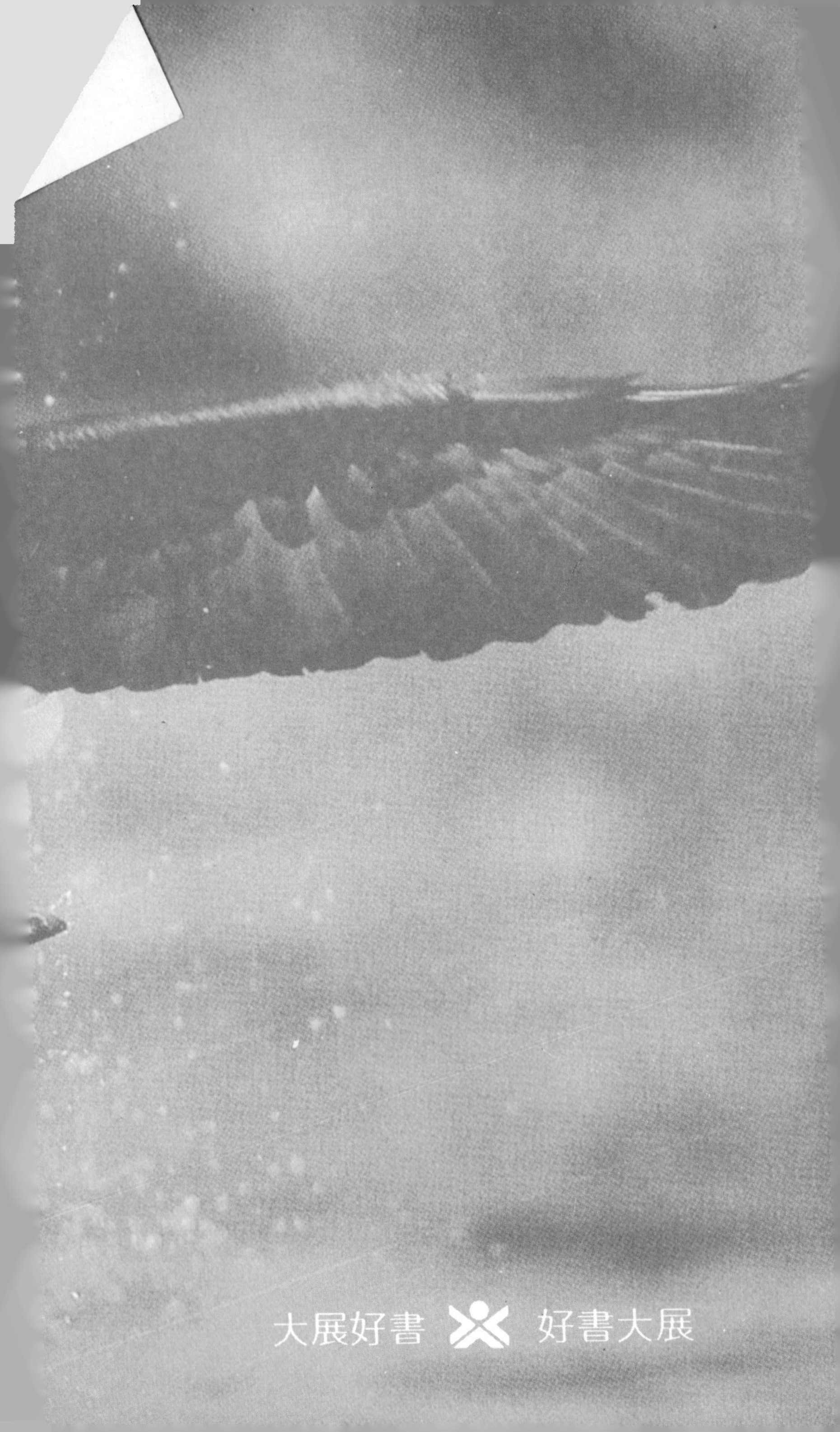
大展好書 好書大展

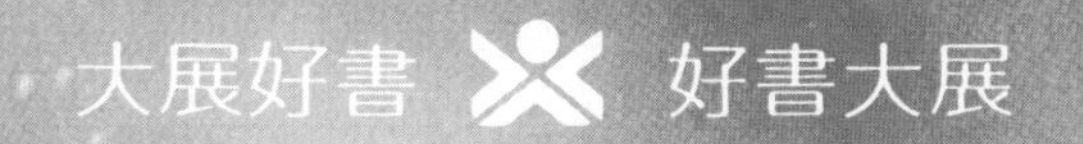
大展好書 好書大展

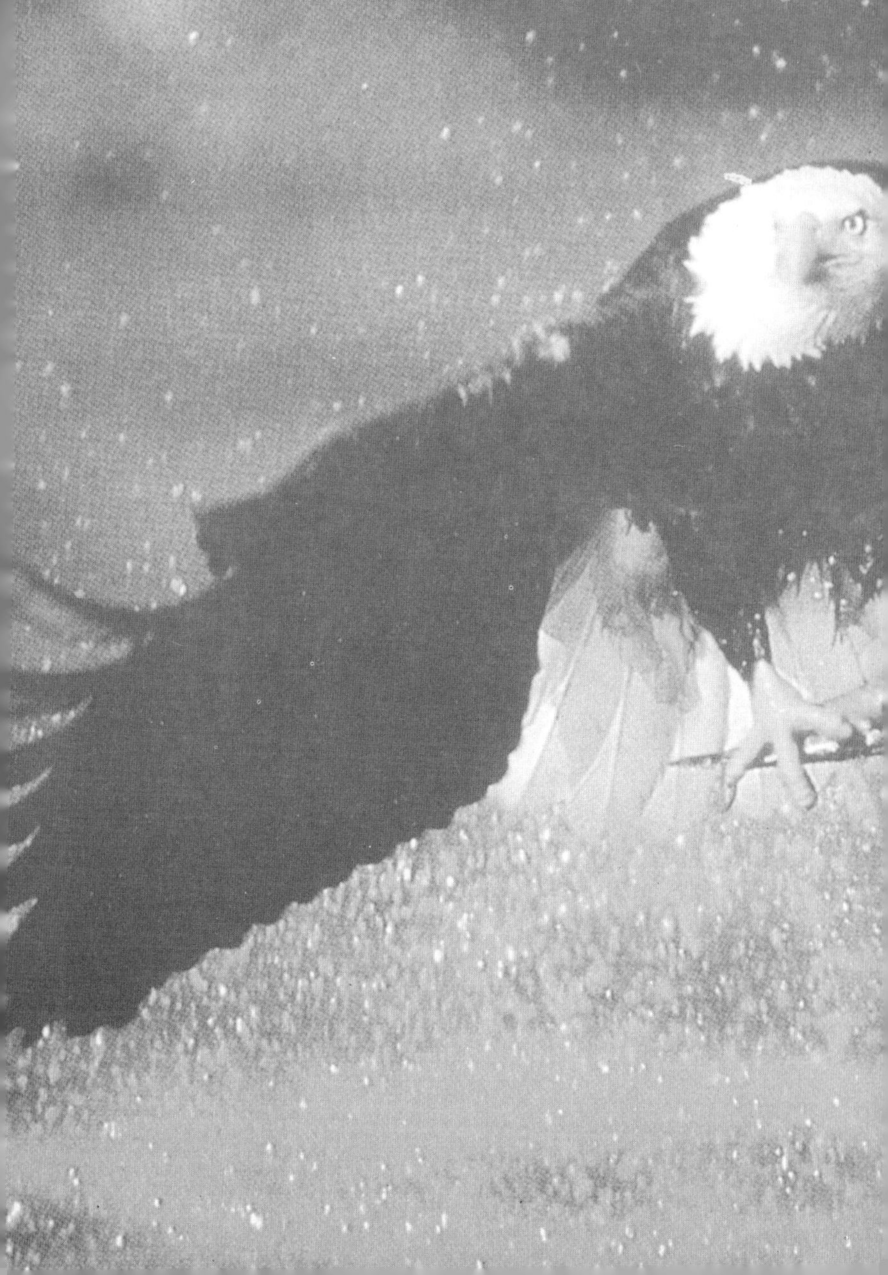

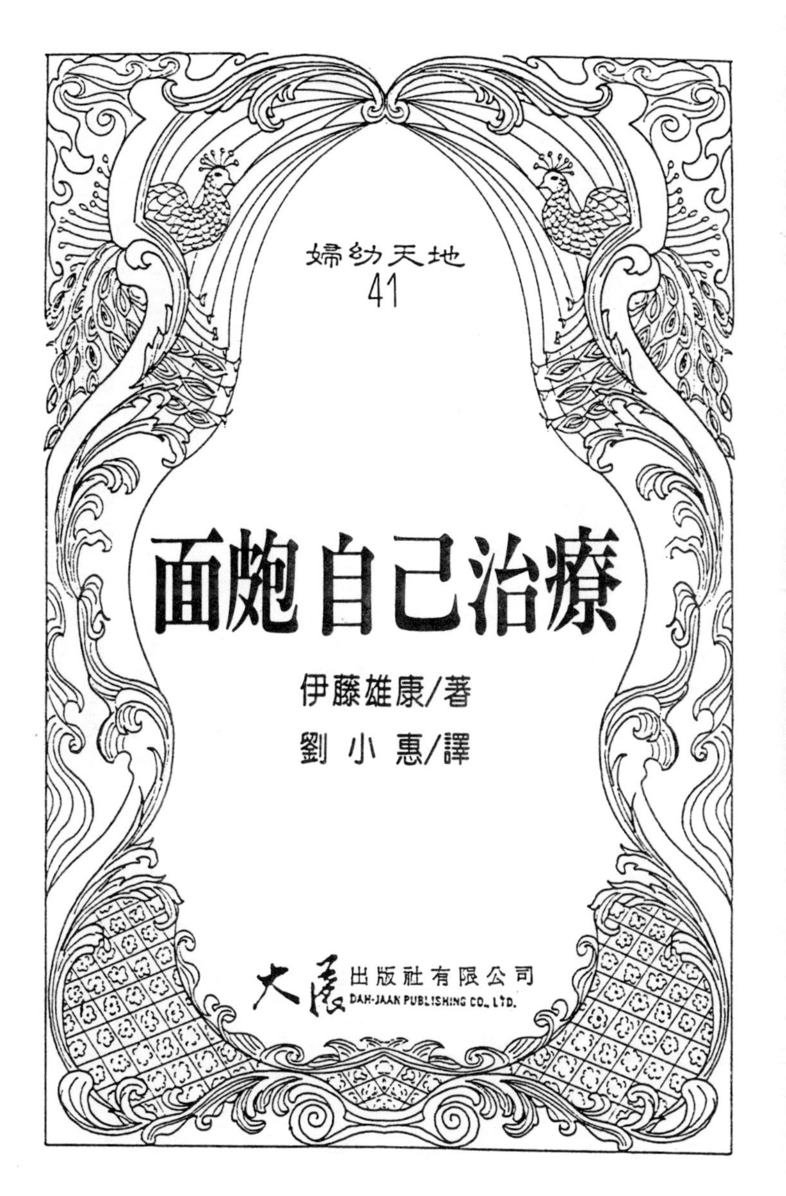

婦幼天地
41

面皰自己治療

伊藤雄康/著
劉 小 惠/譯

大展出版社有限公司
DAH-JAAN PUBLISHING CO., LTD.

前　言

「希望鼻頭面皰能夠趕緊治好。」

「怎麼做才不會再長面皰呢？」

相信很多人都有面皰的煩惱。

另一方面，「我是容易長面皰的體質」，或是「這是青春的象徵」，所以有人也許一開始就放棄治療。也許正在閱讀本書的你，以往也這麼想吧！

事實上，面皰可以自行治療，而且可以不再有面皰的煩惱。

面皰並非在青春期結束後就自然消失。

面皰與年齡有關，其顛峰期的確是在十幾歲的時候。不過，二十幾歲、三十幾歲的人，事實上也有面皰的煩惱。

也就是說，如果不能完全根治面皰，不管幾歲都有可能再長面皰。

「希望趕緊治好面皰。」

相信有面皰煩惱的人都有這樣的願望。

但是，焦躁之餘，可能在洗臉時拼命地摩擦患部，或是用指尖用力地擠壓，結果反而使面皰惡化，像這樣的人並不少。如此一來反而會使肌膚上留下面皰疤痕。

想要不留下疤痕，自己治療面皰，且希望不再長面皰，應該怎麼做才好呢？這正是本書的主題。

令人感到煩惱的面皰，其真相到底是什麼？

我們的皮膚，在毛囊中有分泌油脂的器官皮脂腺。

通常，皮脂腺分泌的油脂會透過毛細孔而出現在肌膚表面。

皮脂具有保護肌膚、滋潤肌膚的重要作用。如果皮脂能順暢地排出體外，就不會造成問題。但是因為某種原因，皮脂在中途阻塞。例如，皮脂分泌量顯著增加時，皮脂就會阻塞於毛囊中。

阻塞的皮脂會成為面皰桿菌等各種細菌的食餌，而開始作惡引起肌膚發炎症狀。

這一連串的過程就是面皰。

因此，想要根治面皰必須要遠離形成原因。從體內開始杜絕面皰才是最佳對策。

面皰的形成原因很多。本書第一章以Q＆A的方式為各位介紹典型例。

了解自己在什麼時候會形成面皰是治療面皰的第一步。相信你也了解這一點。

此外，面皰並不是在某天早上清醒時覺得整個臉上長滿面皰。面皰會經過一些階段而慢慢地進行。

要治療面皰，首先要了解面皰的形成階段，這一點非常重要（第二章）。為了治療面皰的階段別洗臉法（第三章），以及治療面皰的護理常識（第四章）都必須要實行。配合面皰的階段進行護理非常重要。

如果不想再有面皰的煩惱，其關鍵在於培養自己肌膚的「自然治癒力」，本書所介紹的階段別洗臉法，也具有提高「自然治癒力」的效果。第五章中為各位介紹提高「自然治癒力」，從體內根絕面皰的飲食法。

面皰的大敵——便秘必須要加以治療（第六章），以及哪一種人較容易長面皰（第七章），各單元都能充分了解的話，對於面皰的治療非常重要。

本書所介紹的與面皰絕緣的方法，是任何人都可立刻實行的簡單方法，不需要特殊的方法及道具。

不只能治療面皰，同時也是使肌膚光滑美麗的美容法。

趕緊實踐這些方法，向面皰說再見吧！

伊藤雄康

目錄

第二章　你的面皰在何種階段？

第五章　利用食物治療面皰

第六章　治療面皰的大敵·便秘的秘訣

第七章　哪些人容易長面皰

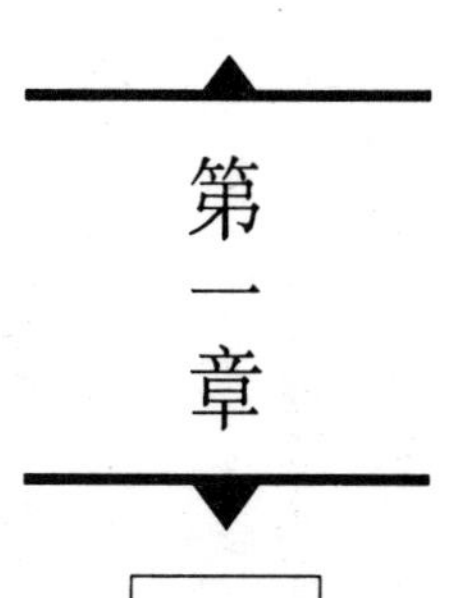

第一章

面飽出現的時候

○運動會使面皰更為嚴重，其原因何在？

Q 從國中時代開始參加排球社。即使現在，在每天上課之前及下課後也要參加社團的練習。從國中時代開始臉和背部長面皰，而且情形愈來愈嚴重，令我感到很煩惱。（17歲・高中生）

A 適度運動能提高新陳代謝，對我們身體而言，能產生好的效果。但是關於面皰方面，運動是不受歡迎的，因爲運動時必須和汗水、灰塵、陽光等面皰的大敵爲鄰。

運動時當然會流汗。的確，因爲運動而流汗可使身體非常爽快，但是流汗之後肌膚容易骯髒，這種現象並不好。

户外的運動必須曬太陽，對於面皰而言也是一大問題。另一方面，像排球等室內運動不必擔心陽光的問題，可是卻必須擔心灰塵的影響。雖然用肉眼看不到，但是體育館是灰

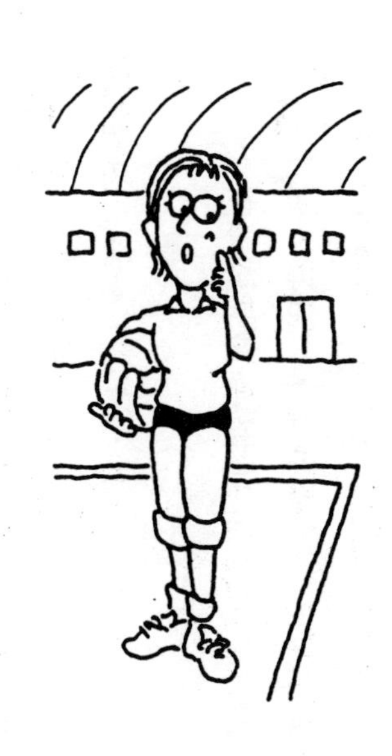

塵非常多的場所，沾滿汗水的球當然也不乾淨，用接觸骯髒球的手擦汗，當然會使肌膚愈來愈髒。

保持肌膚的清潔是治療面皰的基本原則。因此，運動後一定要立刻徹底洗臉（關於洗臉法請參看第三章）。

此外，背部是非常容易流汗的部位。運動後藉著淋浴的方式沖掉全身的汗水是最理想的做法。如果沒有淋浴設備，也要用毛巾將汗擦掉，並更換新的內衣褲。

運動的人，背部易出現嚴重的面皰，也可能是身上穿的衣物和肌膚不合而造成的。

運動服或貼身衣物要選擇刺激較少、通氣性、吸水性較佳的材質。

○連續熬夜會使面皰惡化嗎？

Q 爲了準備考試而拼命用功，結果臉頰和下巴的面皰惡化。又不能不用功，現在爲了提升效率，在傍晚時小睡一下，然後徹夜用功，等到天亮時再睡，持續這種晝夜顛倒的生活。（18歲・高中女生）

A 在考試期間面皰惡化而到我的診所就診的患者很多。考試期正值易長面皰的青春期，再加上考試的壓力，也是誘發面皰的原因。

爲了準備考試而熬夜，會導致面皰惡化。

通常，不會長面皰的人一旦熬夜或睡眠不足，在鼻子周圍及下巴就會冒出面皰，相信很多人都有這樣的經驗。

如果熬夜，身體的新陳代謝功能遲鈍，容易引起肌膚的毛病。

體內每天都會將受損的細胞或老舊細胞更換爲新的細胞。

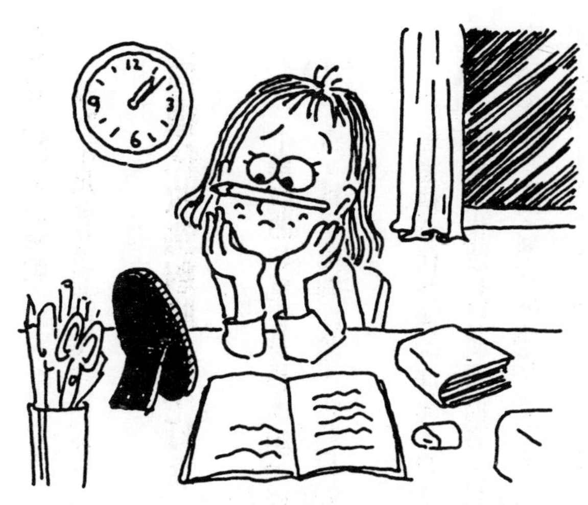

晚上10點到凌晨2點，是面皰發生的危險時間

這就是新陳代謝。

促進新陳代謝的就是「成長荷爾蒙」。

成長荷爾蒙在孩提時代具有使身體長大的作用。長大後則具有使老舊細胞或受損細胞變成年輕新細胞的作用。

如此重要的荷爾蒙旺盛分泌的時間，是在晚上十點到凌晨二點。因此，爲使成長荷爾蒙順暢發揮作用，在這個時段一定要讓身體好好休息。

一旦熬夜時，身體細胞能夠更新的維修時間就被剝奪了。

新陳代謝一旦無法順暢進行時，老舊細胞一直附著在肌膚，阻塞毛細孔，容易引起肌膚的煩惱。

為了準備考試而使面皰變得嚴重時，如果一定要減少睡眠時間，仍應儘量在晚上十點到凌晨二點之間睡眠。

睡眠不足容易引起肌膚的問題，因此更要勤於洗臉。

○何種化妝法對肌膚不好？

Q 十幾歲開始就容易長面皰，從學校畢業後開始化妝，可是臉上的面皰愈來愈嚴重。為了掩飾面皰，化妝只好更加強了。（20歲・女・公司職員）

A 想要藉著化妝掩飾面皰，是女性很自然的心理。

但是，化妝對於肌膚而言，只會阻塞毛孔，使肌膚骯髒而已。例如，油性的粉底阻塞毛細孔，空氣中的塵埃又附著在臉上，與汗水、皮脂混合，形成頑固的污垢。對於面皰而言，不乾淨的油污阻塞毛細孔是最嚴重的問題。

因人而異，有的人皮膚使用化妝品會引起過敏反應。一旦出現異物反應或過敏反應

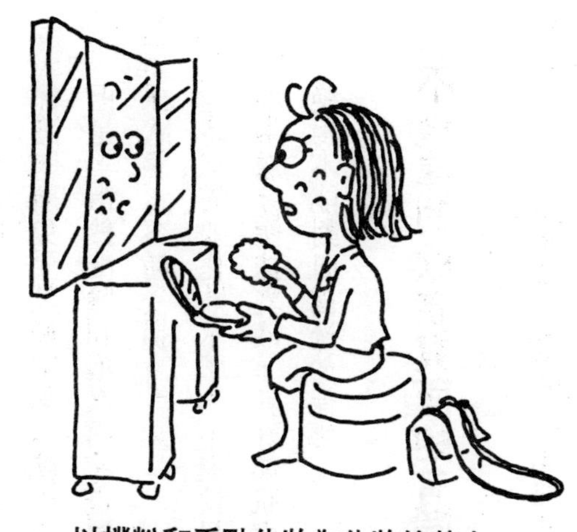

以撲粉和重點化妝為化妝的基本

時，毛細孔周圍的皮膚增厚，使毛細孔狹窄，如此一來就成爲容易長面皰的狀態。擔心過敏反應的人，最好去看皮膚科，並做化妝品的皮膚測試。

面皰患者問道：

「只要用卸妝劑好好地卸妝，即使化妝也沒有關係吧？」

會問我這個問題。

但是卸妝劑的成分是油。

原本想要用卸妝劑去除粉底，但是反而會阻塞毛細孔。因此長面皰者不要使用油性的粉底，只要撲點粉就可以了。

最好採用塗口紅或是畫眼影等重點化妝。

化妝品不只是化妝用品，還有乳液、營養霜等基礎化妝品。

基礎化妝品中的一部分，也存有使面皰惡化的誘因。

原本我們的肌膚不需要營養霜等保養品，皮膚會產生自然覆蓋皮脂膜之薄的皮脂成分，保護肌膚免受乾燥空氣及塵埃等的刺激。

但是，由於洗臉和泡澡而使得覆蓋在皮膚表面的皮脂膜被沖洗掉，因此肌膚會暫時出現赤裸狀態，容易受損。

這時就需要化妝水了，不過這只是在自然的皮脂膜形成之前的保護膜而已。

如果過分塗抹乳液，就好像肌膚穿上一層厚的衣服，反而會阻礙新陳代謝。

絕對不能對肌膚過於保護。

○不規律的飲食與面皰有關嗎？

Q 二十歲開始嚴重的面皰無法治好。飲食的時間不規律、不吃早餐，有時進行減肥，可是因爲遭遇挫折而反彈，吃得太多，經常服用市售的胃藥，面皰是因爲藥物的副作用而引起的嗎？（23歲・女・公司職員）

A 飲食生活不規律當然會對胃腸造成負擔，很多人因此而使得面皰惡化。這時的原因並非藥物的副作用，而是因爲飲食生活使胃腸功能不良。

不規律的飲食對胃造成負擔。不吃東西、暴飲暴食，或是採用自己的減肥方法等，都會使胃的功能降低。

我們的胃中具有非常强烈的酸性。這種强酸性的力量會溶解食物加以消化，或是殺菌解毒。但是，不規律的飲食生活會減弱胃的殺菌力、解毒力，使得食物仍殘留毒性而通過胃。

這個毒素經由小腸、大腸而吸收到體內，在各處就會成爲引起發炎症狀的誘因。因此，當胃弱時，皮脂腺會排泄比平常刺激性更强的皮脂，而皮脂腺的周圍就引起容易發炎的狀態了。

此外，胃腸不良時消化吸收不順暢，造成營養不良，身體的抵抗力減低，也就形成容易長面皰的狀態。

由此可知，胃腸的狀況與面皰有密切的關係，因此不要隨便依賴胃腸藥。一定要藉著規律、正常的飲食生活，體貼自己的身體，這才是自己治療面皰的基本態度。

○就職後面皰再發是因為喝酒的緣故嗎？

Q 十幾歲時就令我感到煩惱的面皰好不容易治好了，没想到就職後又開始嚴重。在工作場所交際應酬較多，經常喝酒，在喝酒的第二天就感覺面皰更爲嚴重了。

（23歲・男・公司職員）

A 也許很多人不知道，酒會成爲面皰的原因。

理由之一是中性脂肪的問題。大量飲酒會使血中的中性脂肪增加。血中增加太多中性脂肪，如果無法好好被肌肉利用，或是無法好好貯存在皮下脂肪時，對於皮脂腺就會產生强烈作用，刺激增大，而成爲皮脂腺引發面皰的關鍵。

因爲飲酒過量時，會使身體的免疫力降低，容易長面皰。而酒會使微血管張開，這時皮脂腺的功能旺盛，成爲面皰的原因。

另一點原因是，飲酒過量時胃的功能減退，這時食物中的毒素無法充分殺菌、解毒，而被體內吸收，如先前所敘述的，對於面皰當然不好。

雖然具有個別差異，但是酒的確會對身體造成各種負擔，對於面皰也會造成不良影響。原因不僅在於酒，每天晚上喝酒的人，可能因爲睡眠不足等其他的理由而使面皰惡化，如果承受壓力不靠大量飲酒無法去除的話，壓力問題可能比酒更大。

一定要非常了解自己長面皰的原因，這才是自己治療面皰的第一步。

○何種點心會導致面皰惡化呢？

Q 面皰症狀嚴重，到藥局購買各種藥物試用，結果都無效。很喜歡吃甜的點心，雖然知道對面皰不好，可是還是會吃，光靠藥物難道無法治好面皰嗎？（16歲・高中女生）

A 造成面皰的關鍵食物是肉、油、奶油等脂肪，以及砂糖、麵粉等醣類，對於面皰而言，最不好的就是脂肪和醣類混合而成的食物，例如，巧克力、蛋糕、甜甜圈等點心類都是。

醣類和脂肪是肌肉等細胞所使用的熱量源，是我們的身體所需要的必要物質。如果攝取的部分及消耗的部分能維持平衡就沒有問題。

但是，沒有消耗的醣類和脂肪蓄積在肝臟超過容許量時，會提高皮脂的分泌，成爲面皰的原因。

成爲面皰原因的面皰桿菌很喜歡皮脂，當皮脂阻塞在毛細孔中時，皮脂成爲食餌而使細菌大量增殖，面皰也更爲嚴重。

點心對於面皰不好的理由之一就是吃得太多，也就是熱量攝取過多。「因爲太好吃所以忍不住拿來吃」，相信不論男女都有這樣的困擾。例如喜歡吃洋芋片的人，可能身邊放著一包洋芋片，一邊看錄影帶，一整個晚上就吃光了整包洋芋片。像這種嗜好性強烈的食物，就容易吃得太多，而成爲面皰的原因，這點必須注意。

此外，一邊吃點心一邊喝酒時，酒精會使微血管擴張，而使皮脂分泌旺盛，對於面皰而言是最不好的組合。此外，熬夜時以甜點爲宵夜，除了點心以外還喝含有砂糖的咖啡，對於面皰而言，也是非常不好的組合。

○以外食為主的飲食容易長面皰嗎？

Q 臉和下巴等處出現的面皰非常嚴重，令人很煩惱。開始過著住宿生活後，面皰不斷地擴張，感覺很不舒服。飲食是以外食爲主，此外也到附近的便利商店購買便當來吃。（18歲・男・大學生）

A 以外食爲主的飲食生活會造成以動物性脂肪爲主的飲食生活。觀察患者的飲食內容後，發現偏重於肉類和油炸食品，必要的蔬菜幾乎攝取不到。

動物性脂肪是造成面皰的關鍵，相信很多人都知道這一點。脂肪攝取過多時，我們的身體爲了將其排泄到體外，就會造成皮脂的分泌量增加。如此一來就容易引起皮脂阻塞等煩惱。

其次，蔬菜攝取不足與面皰形成也有關。蔬菜是維他命供給源，含有很多的纖維質。我們的身體在細胞新陳代謝時需要維他命。當面皰惡化或發炎而使細胞愛損時，如果

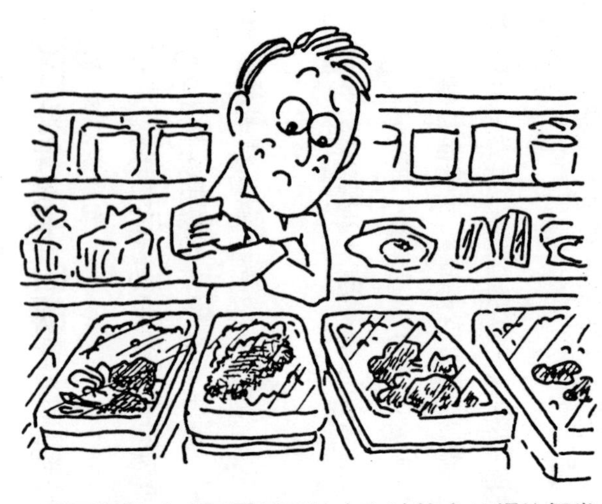

購買便當時，不要偏重於肉和油炸食品類的便當

對身體非常重要的維他命不足，受損的細胞就很難痊癒。而且，不吃蔬菜則身體的纖維質不足，容易導致便秘。在次項爲各位詳述便秘對於面皰而言也不好。

如果想要自己治療或預防面皰的話，就必須攝取種類較多的均衡飲食。

但是有的人認爲吃牛肉還可以，如果吃豬肉就會長面皰，但事實上，脂肪較多的牛肉和脂肪較少的豬肉相比，後者反而較能預防面皰。造成面皰原因的，並不在於吃牛肉或豬肉，而在於脂肪含量的多寡。

營養均衡的飲食並不是昂貴的食物，而是對我們的身體而言，能夠滿足必要營養素的「良質食品」。

如果外食時，必須考慮營養均衡的問題，多加一道煮蔬菜或納豆等。如果在便利商店買便當時，不要偏重於攝取肉類和油炸食品，要多花點時間攝取蔬菜，在不勉强的範圍內改善飲食生活較好。

另一項必須注意的飲食生活是，容易長面皰的人要避免吃了以後容易流汗的刺激性較强的食品。皮脂腺和汗腺受到刺激時就會刺激面皰。

何種食物對面皰較好，何種食物對面皰不好，在第五章中會做詳細的敘述。

○為什麼便秘對面皰不好？

Q　便秘持續三～四天，身上長紅色的顆粒。幾年前就有便秘的傾向，認爲是體質所造成的。塗了市售的面皰霜並勤於洗臉，但是都無效。（25歲‧女‧公司職員）

A　便秘對面皰不好的理由有二：

其一是便秘導致皮脂的分泌增高。我們的身體溶解脂肪將其排泄掉的管道有二種：一種是糞便，另一種就是皮脂。如果因爲便秘而使糞便無法排出時，只剩下一種管道拼命地排泄老廢物和刺激物，因此就會提高皮脂的分泌。

皮脂分泌旺盛時，皮細孔容易阻塞，就會成爲面皰的根源。

便秘對於面皰不好的理由之一，就是便秘有害物質層積存在體內。當體內的有害物質增加時，會從皮脂腺分泌出來。

我們的消化器官是一根長管子。我們所吃的食物一邊在管中消化，一邊往前移動。在這個過程中，必要的物質被吸收，不需要的物質被排泄掉。

一旦便秘時，腸內長時間積存老廢物和刺激物，就會造成腐敗和氧化。原本應該排出的有毒刺激物質積存在腸中，當濃度增高時，我們的身體會再度將其吸收掉，這時有毒刺激物質會循環體內，由皮脂腺分泌而成爲肌膚煩惱的原因。

因此，因面皰而煩惱的人必須認真採取便秘對策。首先就是要進行適度的運動和體操，同時過著規律正常的飲食生活。

早上起床後喝二、三杯白開水，或喝一杯溫牛乳也不錯。

這些習慣都有助於使大腸的蠕動運動旺盛。

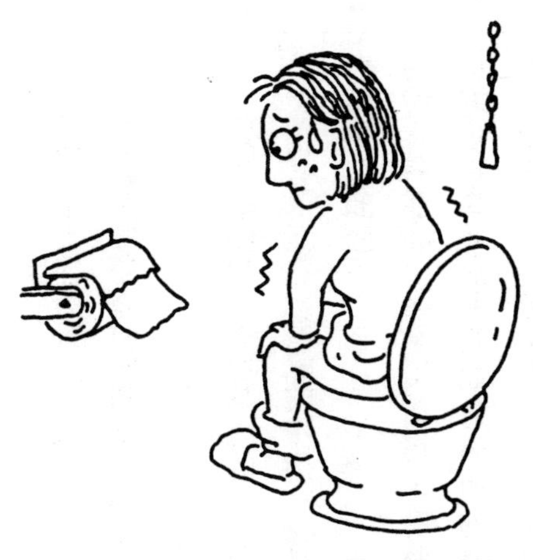

使大腸蠕動運動旺盛，是與便秘絕緣的方法

早上一直睡到時間來不及才起床，不吃早餐就飛奔而出。

或是持續自己的減肥方法，是招致便秘的原因，當然對面皰也不好。

要改變生活習慣確實不容易，但是爲了治療面皰，這是絕對必要條件。

面皰與便秘的關係於第六章中爲各位詳細敘述，請自行參考。

○生理期時為什麼會長面皰呢？

Q 每個月生理期時，口唇周圍和臉頰的面皰就會很嚴重。紅而大的面皰令我很困擾，難道無法治好嗎？（19歲・女・短期大學學生）

A 排卵日後到生理期爲止的二週內，女性的身體會分泌黃體荷爾蒙。這個黃體荷爾蒙具有男性荷爾蒙的作用，會提高皮脂的分泌，這時毛細孔就容易阻塞，因此容易產生面皰的問題。

黃體荷爾蒙的影響因人而異，有時在生理前或生理期中會出現。因此自己何時會長面皰，必須要非常了解生理期與面皰的關係才行。

生理期體內的荷爾蒙平衡會產生微妙的變動，因此肌膚容易長面皰。

雖然具有個別差異，但是到了生理期前食慾旺盛，平常不喜歡吃甜食的人可能會開始想吃甜食，當然這也是來自荷爾蒙的影響。

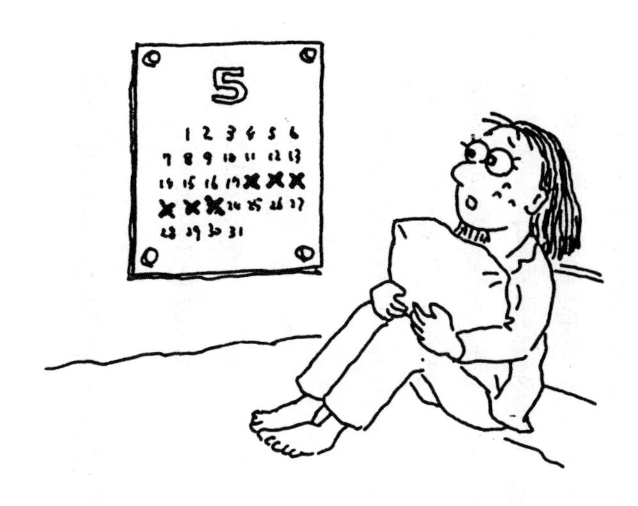

生理時期的面皰是受到黃體荷爾蒙的影響

一旦攝取甜食，皮脂的分泌提高，就必須注意面皰的問題了。

對女性而言，生理期是不可避免的，巧妙度過這段時期，防止面皰惡化需要花點工夫。

此時也是毛細孔容易阻塞的時期，因此要勤於洗臉，仔細地進行。

此外，熬夜或飲食生活紊亂等都會使面皰惡化，必須注意避免以上要因出現。

○利用海水浴曬肌膚，結果面皰更為嚴重，理由何在？

Q 夏天休息的時候到夏威夷旅行。因爲臉上和背部長了面皰，因此想藉紫外線達到殺菌的效果，於是積極地曬太陽，沒想到回到國內後，面皰更爲嚴重而感到很慌張。（21歲·女·公司職員）

A 結論是長面皰的人將肌膚曬黑有百害而無一利，因此一定要避免。

日曬是一種燙傷。

嚴重的日曬會傷害皮膚。不僅是斑點和皺紋的原因，同時因爲日曬使皮膚增厚，毛細孔容易阻塞，就會使面皰更爲嚴重。

小麥色的肌膚看似健康，但事實上對肌膚而言卻會造成煩惱。

雖說是健康的肌膚，可是如果不是慢慢地曬太陽，會對肌膚造成很大的負擔。

尤其長面皰時更要注意。

容易長面皰的人，要避免肌膚長時間暴露在强烈日光下。只有在剛長面皰的時期才能藉著紫外線達到殺菌的效果。

在强烈陽光下暴曬而引起肌膚發炎，會造成反效果。只能照射日出或夕陽的柔和陽光。時間最初十分鐘左右。

出現化膿的面皰時，絕對不能曬肌膚，否則會造成刺激。

不論是日曬或肌膚護理，絕對不能對於已經長面皰的肌膚加諸太强烈的刺激。一旦面皰肌曬黑，變得乾燥時，希望其痊癒需要相當長的時間，一定要注意這一點。

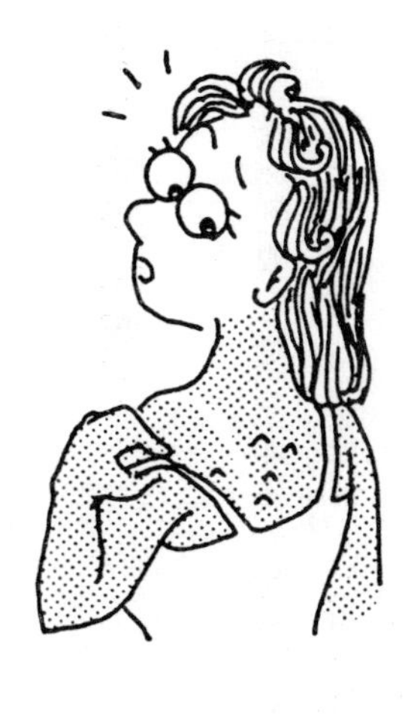

○即使使用具有殺菌作用的肥皂，也無法治好面皰嗎？

Q 因爲面皰而感到煩惱，做過各種嘗試，卻無法痊癒。到藥局購買面皰專用的肥皂以及具有殺菌作用的肥皂交互使用於臉部清潔，結果肌膚變得很乾燥，感覺面皰反而惡化了。（18歲·高中女生）

A 要自己治療面皰時，關鍵在於洗臉的方法。詳細的洗臉法見第三章。在此爲各位敘述患者容易弄錯的洗臉注意事項。

首先是肥皂。面皰用的肥皂具有使肌膚的角質乾燥的作用。如果使用於未長面皰的肌膚部分，會使肌膚異常乾燥。此外，具有殺菌作用的肥皂對於肌膚會造成過於强烈的刺激，所以不可以用來洗臉。

面皰用的肥皂及具有殺菌作用的肥皂使用方法錯誤時，會損傷重要的肌膚。很多人將面皰用肥皂使用於未長面皰的肌膚，結果引起症狀而到我的診所就診。當事人說，「想要

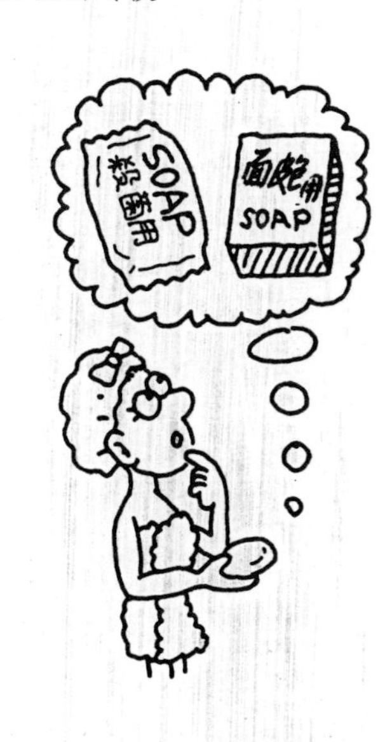

預防面皰嘛！」這就好像在健康的時候服用感冒藥，並無法預防感冒一樣，面皰用肥皂對於健康的肌膚沒有任何優點，這一點一定要注意。

有些人會使用美顏刷不斷地摩擦長面皰的肌膚。我能了解這種想趕緊治好面皰的心情，但是使用美顏刷洗臉需要相當高的技巧。

一定要讓肌膚慢慢習慣刺激，絕對不可以按照自己的方式用力摩擦，否則會給予面皰肌過度强烈的刺激。

此外，還有人利用粗鹽洗臉，但是對於面皰肌而言，會造成敏感的刺激，這種拼命摩擦的洗臉法一定要避免才行。

○空調太有效與面皰有關是真的嗎？

Q 我感覺上班後面皰更嚴重了。生活的規律與學生時代完全相同，在工作上也沒有壓力，可是辦公室內的換氣不良，因爲空調太有效而感到煩惱。（20歲・女・公司職員）

A 空調太有效的辦公室對面皰而言是個大敵。一年到頭封閉在鋁窗內，換氣不夠的情形更不良。

夏季時，身體的荷爾蒙功能旺盛，原本就是容易提高皮脂分泌的季節，因此會大量流汗。

夏天肌膚容易被皮脂和汗弄髒，所以，一天洗好幾次臉是最好的健康處理法。

但是辦公室內的冷氣太強時，皮膚表面的溫度下降，毛細孔封閉。原本旺盛分泌的皮脂在出口前阻塞，而成爲面皰的關鍵。

此外，為了使空調有效而緊閉門窗，在密閉性較高的室內，空氣非常骯髒。

現在，國內大部分的辦公室換氣和空氣清淨都不佳。因此，長時間處於骯髒的空氣中會導致肌膚骯髒。我們通常流汗後就有洗臉的習慣。可是在空調有效的室內，肌膚可保持乾燥，就會忘了洗臉。

所以，一旦待在空調好的房間裡時，一定要記得勤於洗臉。

○季節變換時會長面皰，理由何在呢？

Q 五年前開始有面皰的煩惱。有時面皰好了，可是到了春天或是夏天結束等季節變換的時候，又會再度出現，為什麼不能完全治好呢？（19歲・女・大學生）

A 我們的肌膚會配合四季的轉變而產生變化。例如冬天日照溫和，紫外線量較少，因此表皮是一年中最薄的時候。到了春天，春暖花開，表皮開始增厚，皮脂和汗的分泌逐漸旺盛，準備抵抗夏日較强的紫外線直射陽光。到了秋天，表皮又再次變薄。我

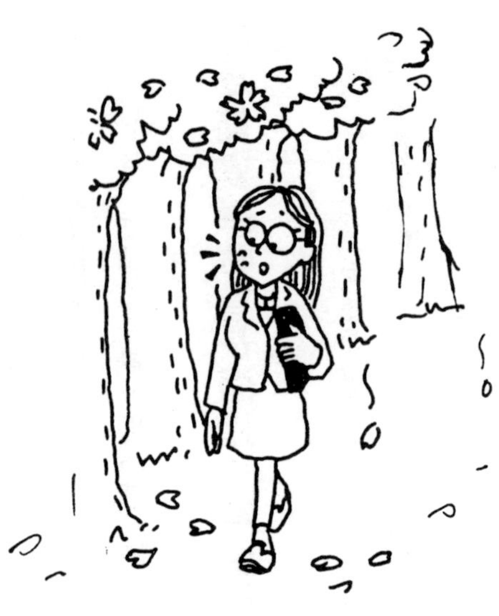

們的肌膚大致是以這種週期產生變化。當季節交替時，肌膚狀態就迎向突然改變的微妙時期。季節交替時，很多人因爲體調崩潰而罹患感冒。在這個時期也有很多人的面皰會惡化。

春天時肌膚的皮脂開始分泌，此時表皮較厚，出口狹窄，因此皮脂易阻塞。

到了秋天，表皮原本會變薄，但是夏季曬傷的肌膚表皮還是很厚，所以皮脂還是會積存，成爲煩惱的根源。

即使面皰已痊癒，但在這個時期掉以輕心，也有可能再惡化。

這個時期是皮脂很難順暢排出到體外的時期，因此必須留心。比平常更注意護理及日常生活，避免引起面皰的關鍵。

○如何處理額頭及下巴的嚴重面皰？

Q 額頭和下巴長了大的面皰，很難痊癒。從國中時代開始面皰就很嚴重。（18歲・女・短期大學學生）

A 額頭的面皰會因前髮而惡化。下巴的面皰則是因爲做出以手托腮的姿勢，由於指尖的接觸而延遲了痊癒的時間。

爲了遮蓋額頭的面皰，很多人反而因此弄巧成拙。很多額頭長面皰的人會將前髮垂下來加以遮掩，但是頭髮較容易髒污，頭髮不斷地接觸肌膚成爲一種刺激，面皰當然無法痊癒。

治療面皰的第一要件爲保持肌膚的清潔，因此必須將頭髮往上梳，避免頭髮刺激面皰。

不願意將前髮往上梳的人，可以只有在外出時將前髮垂下來，儘量避免額頭處於潮濕

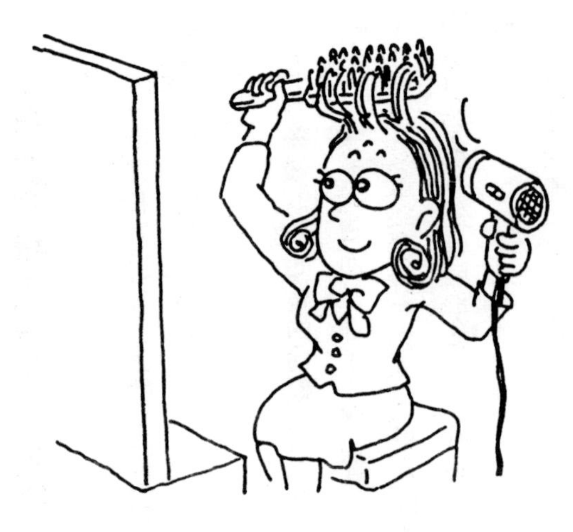

選擇不會使面皰惡化的髮型

的狀態。回家後立刻將前額的頭髮捲起，讓額頭通風。

此外，勤於洗頭髮也很重要，並且一定要將洗髮精充分洗淨，不可以殘留在頭髮上，因爲殘留的洗髮精會成爲肌膚的刺激源。

下巴長面皰的人和別人說話時，可能會用手遮住口唇周圍，想要掩蓋面皰，或是做出以手托腮的姿勢。在無意識中採取這些動作的人，一定要留意這些舉動。

我們的手指經常接觸很多東西，因此手上充滿細菌，用手指接觸面皰當然不好。

有時會在無意識中用手接觸面皰，因此要勤用肥皂洗手，保持雙手的清潔是有效的面皰對策之一。

不要用手指擠壓面皰是鐵則。患部留下凹凸的面皰疤痕者，大多是由於用手過度擠壓而造成的。但是，一旦發現長面皰時，總會想用手觸摸或擠壓。如果真的很在意，儘量不要照鏡子吧！

額頭和下巴原本就是臉部很容易長面皰的部分，一定要遵守以上的注意事項，避免面皰惡化。

○更換工作場所後面皰增加，是因為壓力的緣故嗎？

Q 因爲公司的人事異動，調職到其他的單位，開始長大的面皰。在新的單位人際關係不良，工作場所的氣氛凝重，每天都覺得很厭煩。（24歲・男・公司職員）

A 如果能巧妙應付來自外界的壓力，就只能算是刺激而不是壓力了。如果無法承受時，也許就會開始感受到壓力。是否感受壓力的關鍵並不在於加諸力量的強弱而已，也在於個人的接受方式。

感覺氣氛凝重時，有時可能只是心中暫時產生了偏見而造成的壓力，一旦超過一定的允許量時，壓力就不只是心理的問題了，也會成爲具體的身體症狀而表現出來。

症狀的出現方式因人而異，具有不同的特徵。有的人胃痛、有的人下痢、有的人缺乏食慾、有的人無法成眠、有的人便秘，具有各種不同的型態。此外，自律神經過敏型的人會導致荷爾蒙分泌失調。

壓力所造成的胃腸不適、壓力、失眠、荷爾蒙失調等症狀，都是面皰發症的原因。因此，壓力的確是面皰的關鍵。

如果以慢性的方式承受强烈的壓力，就可能會以喝酒、喝咖啡、抽煙等攝取多量嗜好品的方式，或吃大量甜食，陷入不良的生活習慣中。這些生活習慣會使面皰惡化。

爲避免造成不良後果，必須重新評估壓力過大的生活，這才是治療面皰，同時不再製造面皰的重點。

壓力積存時，何種症狀出現的時候面皰會惡化呢？首先要了解自己的型態，採取預防對策才是重點。

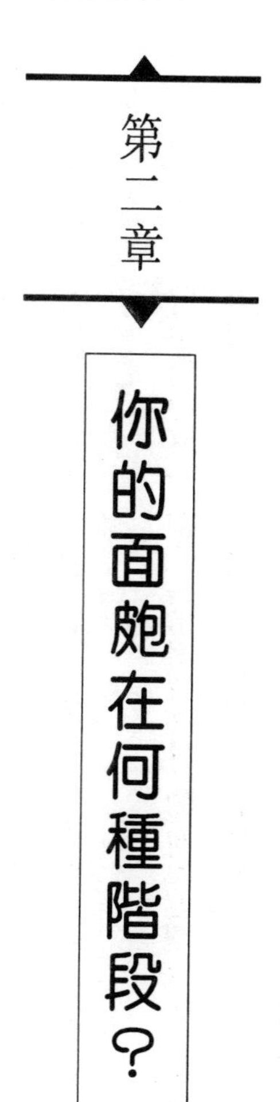
第二章
你的面皰在何種階段？

(1) 了解自己面皰的階段

有一天早上清醒時，突然發現整個臉上長滿面皰，事實上這種惡夢是不會發生的。面皰必須以一段時間慢慢地形成。

通常，肌膚會出現小顆粒，這是面皰的根源，等到面皰真正嚴重爲止，需要花三個月的時間。

只要充分了解面皰的成長過程，找出適合自己的面皰處理方法，就能治療面皰。

因此，首先必須要了解自己的面皰，現在正處於何種階段。

面皰因其進行的階段不同，可以下述的方式從第0期至第4期區分爲五個階段：

第0期……肌膚細膩，面皰形成中，還沒有腫脹。

第1期……開始出現小腫脹。

第2期……腫脹變成白色或黑色的面皰。

第3期……面皰化膿、紅腫。膿積存，觸摸時感覺疼痛。

第4期……疼痛消失，留下紅色或色素沉著，或是凹凸不平之面皰疤痕的狀態。

此外，同一階段的面皰不會一起存在。通常是各階段的面皰混合出現在同一人的肌膚上。

照鏡子時 也許你會懷疑「自己到底屬於何種階段呢？」因而感到迷惘。

事實上，最嚴重面皰的階段就是「自己面皰的階段」。面皰的五個階段中，最嚴重的狀態就是第3期。其次是第2期、第1期、第0期、第4期。各位不必深入了解嚴重狀態的情形。總之，第4期就是皮膚與面皰作戰的終了階段。到了這個階段再繼續持續時，肌膚就可能留下疤痕了。

面皰經由以上的階段不斷地惡化。

但是並非所有的面皰都會停留在第3期、第4期的階段。在面皰變嚴重之前，就能充分遏止它的進行。

此外，長面皰的人都不希望留下面皰疤痕。

爲了避免留下疤痕，首先必須了解本身面皰狀態。藉著了解「自己面皰的階段」，再依照以下的說明自己治療並預防面皰。改變以洗臉護理爲主之肌膚護理的注意點。

正確把握第一章所敘述面皰形成的「自己生活上的原因」及「自己面皰的階段」，在面皰尚未移行到更嚴重的階段之前，自己治療面皰，同時不再製造面皰才是重點。

爲了了解面皰的階段，以下詳細介紹面皰的各階段。

(2)第0期的面皰——面皰準備中

所謂第0期就是面皰還沒有形成，但是已經具備形成面皰條件的肌膚狀態。也就是面皰準備期。

在這個時期，皮脂分泌提高，因此肌膚細膩。皮脂會造成化妝易脫落的各種具體症狀，因此第0期的肌膚也可說是脂漏性皮膚。

當這些症狀出現時，就表示面皰的危險信號發生了。

容易形成第0期狀態的部位，就是臉的T區域、太陽穴、臉頰、下巴、前胸部、背部等。

(3) 第1期的面皰——面皰的誕生

面皰的第1期症狀是肌膚乾燥、毛細孔周圍出現小的腫脹。這就是第1期面皰的開始。第1期面皰是初期的階段。以人類而言就好像剛出生的嬰兒一樣。

我們肌膚的最表面，是由角質層這個死亡的細胞所覆蓋。角質層大約是以二十八天爲周期脱離肌膚，然後在其下方，新的細胞群又角質化，再次覆蓋於肌膚的最表面。但是因爲各種原因，角質層積存在毛囊壁，使毛囊狹窄。這時肌膚的污濁或空氣中的塵埃及肌膚的污穢混合而阻塞毛細孔，失去出口的皮脂積存在毛細孔中，就製造出小的腫脹了。

第1期的面皰，正確的説法應該是毛細孔角質化期。

面皰腫脹中的皮脂在這個時期不會接觸到空氣，不會受到細菌的感染，因此是乳白色的。這個時期，面皰是否會受到細菌的感染這一點非常重要，所以要保持肌膚的清潔。

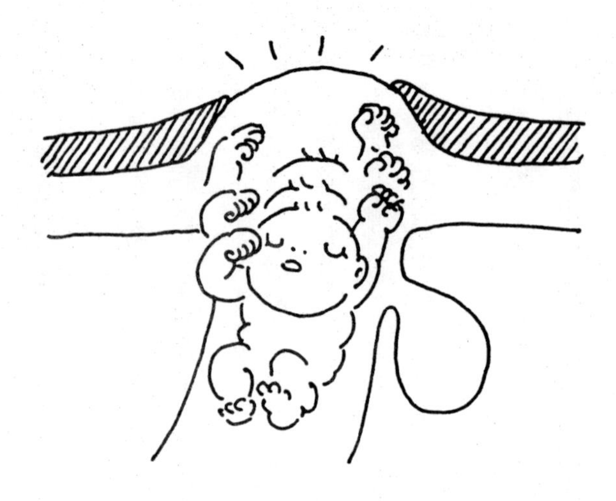

面皰大約3個月內會變得嚴重

如果能於第1期治好面皰當然最好，對於肌膚的損害比較小，而且痊癒後不會留下凹凸不平的面皰疤痕。

只要妥善進行護理，自己就能治好面皰。

(4) 第2期的面皰——白面皰與黑面皰

保持第1期的狀態，當毛細孔阻塞時，没有出口的皮脂不斷地積存。在第1期形成的腫脹會逐漸蓄積皮脂增大，而形成稱爲面皰的皮脂腫脹。因此，面皰的腫脹連肉眼都看得到，非常清晰。這是比第1期病情更爲惡化的狀態，稱爲第2期面皰。

在這個時期，表面呈白色的面皰稱爲「白面皰」，表面黑的則稱爲「黑面皰」。白面皰是指面皰中的皮脂還没有接觸空氣的狀態。黑面皰則是已經接觸了空氣，空氣中的塵埃和皮膚表面的污垢等氧化物附著而變黑。

因此，以面皰的程度而言，黑面皰較爲嚴重。有時會從白面皰變成黑面皰，或是一開始就形成黑面皰。

因爲没有受到細菌感染，所以一般而言，面皰本身不會疼痛（但是，如果太大時即使没有細菌附著也會感覺疼痛）。

問題在於面皰看起來非常難看，使人想用手指去接觸它，這是造成第二期面皰惡化的一大要因。

因此絕對不可以擠面皰。

這個時期的面皰與第1期同樣的，在第1章敘述過，要注意形成面皰的生活上的因素。要很有耐心地仔細洗臉，藉著家庭護理就能使面皰痊癒。

如果在這個階段能夠遏止面皰，通常不會留下疤痕，可能完全治癒。

總之，不要使面皰惡化到第3期，才是正確的作法。

(5) 第3期的面皰——細菌暴動

到了這個時期，原本在毛囊深處靜靜棲息的面皰菌，以阻塞的皮脂爲食餌，開始旺盛地活動，連周圍的毛囊都有細菌擴散。此外，一直棲息在肌膚表面不會做惡的常在菌，也開始由皮膚表面侵入毛囊內。

細菌大舉產生暴動，因此面皰引起感染症。冒出的腫脹又紅又大，甚至會發癢和疼痛。包括面皰菌在內，各種細菌會以阻塞的皮脂爲食餌而不斷繁殖同類，真正展開暴動。甚至連葡萄球菌和大腸菌等常在菌，也開始朝著細菌絶佳食餌場的皮脂前進。

我們的身體原本就具有對抗外部細菌的抵抗力。此時因爲拼命抵抗進攻的細菌，於是以皮膚爲舞台展開激烈的戰爭，這就是第3期的面皰。

第3期的面皰中，最輕症的就是紅面皰的初期，亦即紅丘疹型面皰。這個階段是剛從第2期進行過來的。或是經由細菌感染，從第1期直接演變爲第3期。

紅丘疹型面皰與第1期、第2期的面皰相比，顆粒更大，皮膚增厚。接觸顆粒時感覺少許疼痛。面皰菌開始在毛囊中繁殖。

爲了避免面皰嚴重化，即使在最惡劣的時期也不能忽略這個時期的面皰，這一點非常重要。

一旦忽略時，肌膚的抵抗力會不斷地減弱，連在肌膚表面的葡萄球菌和大腸菌等喜歡氧的菌都會感染面皰，而造成複合感染，非常麻煩，使發炎症狀更爲嚴重。

如果運氣不好，忽略了紅面皰的初期，面皰不斷惡化，成爲紅面皰增大型。在這個階段也可以算是重症面皰，顆粒的部分發紅，細菌通過皮膚中，甚至開始吞食鄰近的毛囊皮

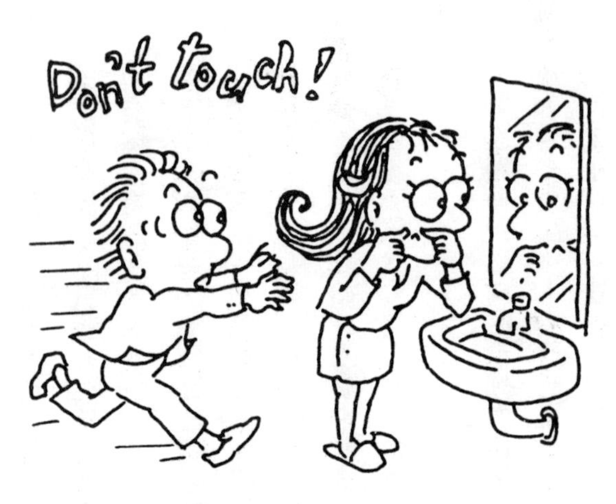

嚴重的面皰疤痕什麼時候會殘留下來呢？

脂，發炎症狀不斷擴大，誘發鄰近的毛囊炎。

更爲惡化時就會成爲化膿型面皰。

因爲細菌感染，面皰開始化膿，膿積存，這時身體的抵抗力發揮强烈的作用，能夠抑制發炎症狀，但是，如果抵抗力減退時，發炎症狀就會長期持續。

成爲重症面皰時，膿汁積存成爲硬塊。用手指按壓時會摸到柔軟的塊狀，同時也伴隨疼痛、發癢。

第3期面皰的症狀非常複雜多樣化，在皮膚下形成惡性循環，會混雜各種發炎症狀。

這個時期如果擠壓患部，會流出膿汁，但是因爲其中不斷地化膿，因此會一次拔除許多毛囊。

我們的皮膚面對小傷口能夠復原，可是製造太大的傷口時，就會留下難看的疤痕。被挖除的皮膚會形成陷凹，而成為面皰疤痕殘留下來。

因此絕對不可接觸第3期的面皰。

稍後說明擠出面皰的面皰壓子（青春棒），在這個時期絕對禁止使用。

如果面皰惡化到第3期為止，是肌膚會留下凹凸不平的面皰疤痕或完全痊癒的關鍵時期。如何巧妙渡過這個時期決定日後肌膚的命運。

(6) 第4期的面皰——面皰疤痕

皮膚與面皰作戰，終於迎向戰爭結束的第4期。

因與面皰作戰而受損的肌膚，給予皮膚彈力的真皮彈力纖維及乳頭形成組織崩潰，在這裡有包括面皰菌在內的細菌屍體等污垢存在的骯髒組織（瘢痕組織），成為硬塊。

因此，肌膚不僅是毛細孔深處受傷，同時也失去張力及滋潤。

但並不是到此結束，我們的肌膚是活的，皮膚為了修復面皰的傷痕，會不斷地旺盛增殖皮膚的細胞。新陳代謝不斷進行，使得皮膚的角質層暫時增厚。

面皰的第4期依症狀不同分爲五種。

還殘留面皰的發紅現象，但是不會感覺疼痛，稱爲發紅的面皰疤痕型。是細菌已大致死亡，但還留下症狀的發炎狀態。

這一型的面皰疤痕容易形成的部位是臉頰、太陽穴、鼻尖、眉尖、額頭、口唇周圍、下巴、前胸部、背部等。

症狀再稍微進行時，有黑色素沉著，成爲斑點型的面皰疤痕。在表皮下的真皮部分，會留下肉芽腫的硬塊。

面皰疤痕的斑點可藉由護理而逐漸恢復爲原先的肌膚，因此不必擔心。

面皰如果完全惡化爲第3期的最終階段，就很難期待完全痊癒了。

最後會成爲斑點或疤痕殘留下來。

但是，斑點、疤痕與凹凸不平的疤痕中，以斑點的症狀最輕。以飛機發生狀況爲比喻，有的是無法飛行，有的是軟著陸、用力撞擊地面等。所以，斑點、疤痕是屬於前者，凹凸不平的疤痕屬於後者，仍有其差別。

因此，第3期的化膿面皰如果能夠成爲斑點面皰疤痕型，就算是成功了。

容易形成斑點面皰疤痕的部位，與發紅度較强的面皰疤痕大致相同。

其次是形成很多凹凸面的面皰疤痕。依凹凸的深度，分爲淺凹凸面皰疤痕型及深凹凸面皰疤痕型二種。

凹凸的面皰疤痕屬於重症症狀。深凹凸的面皰疤痕是面皰的最終點。使用家庭護理的方式也無法處理。想要完全治療疤痕，必須依賴外科醫生的專門療法。

除此之外，第4期的面皰還有粉瘤形成型。

所謂粉瘤是指脂肪塊。毛細孔中有皮脂腺，皮脂腺的出口如果被面皰疤痕阻塞，失去出口的皮脂就會積存在皮脂深處。

有一種外科療法稱爲削除法，就是一點一點地削除凹凸面皰疤痕表面的方法，治療時會有許多狀似蕈狀雲的皮膚深處的皮脂出現。

積存在皮膚深處的脂肪塊，如果没有細菌附著時，不會發炎，也不會疼痛。

在這五種面皰疤痕型中，發紅度較强的面皰疤痕仍持續發炎症狀，除此以外的發炎症狀並不强烈。可說是戰爭已經結束的狀態，在肌膚形成大暴動的細菌都已經死亡了。

因此，與其說是治療面皰，不如說是使因面皰而受損的肌膚能夠更新，所以要採取積極護理的方針。關於其方法，稍後爲各位詳細介紹。

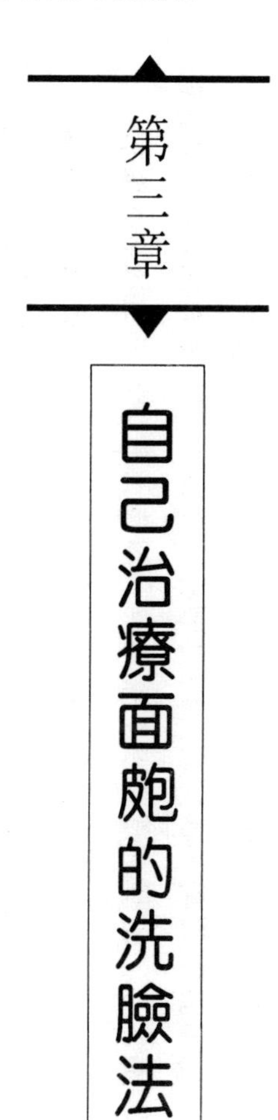
第三章
自己治療面皰的洗臉法

(1) 治療面皰，不再製造面皰的各階段洗臉法

要治療面皰，每天洗臉是重要的關鍵。如果每天洗臉但馬虎進行，則永遠無法治好面皰。面皰會因細菌感染而惡化，因此，若未保持清潔就無法擊退細菌。

針對第0期至第4期而言，上述原則是共通點。

洗臉並不見得可立刻消除面皰，要清除污垢、鍛鍊肌膚，使肌膚發揮充分的力量與細菌作戰的過程是很重要的。因此一定要配合肌膚狀態，有耐心地持續正確的洗臉法。

有的人為了想盡早治好面皰，而在洗臉時用力摩擦，卻使肌膚受損。用刷子摩擦、或用粗鹽摩擦……。但是面皰肌非常纖細，若給予强烈刺激會使其惡化。

絶對要避免以自己的方式用力摩擦肌膚。我所指導的面皰式洗臉法，絶對不會强烈刺激肌膚。看似刺激較弱而不具效果，但這卻是引出肌膚原本具有的保護自身的「自然治癒力」之法。

持續我所指導的洗臉法，與未使用這種方法的人之間，會逐漸產生很大的差距。如果

熟悉洗臉的基本技巧，很有耐心地每天持續洗臉，就是治療面皰的秘訣。

「什麼面皰式洗臉法，浪費時間、太麻煩了」也許你會這麼想。但是若未真正體貼自己的肌膚，没有真正拿出決心的人，是無法治好面皰的。利用這種特殊的洗臉法，卻只有三分鐘的熱度也没有用。

我所介紹的洗臉法，是經由我長年研究的方法，已經儘量縮短時間，任何人都能輕易進行，而且能得到充分的效果，請各位安心實踐。我所想出的九十秒沖洗洗臉法，分爲初級、中級、高級，可配合自己面皰的階段和肌膚的強度組合實行。

最困難、最有效的是高級法，但是不要一開始就向高級挑戰，否則會損害肌膚。

沖洗洗臉法的初期、中級、高級，並不是「第0級的肌膚使用初期洗臉法」，不是以面皰的第0期到第4期而加以區分。第0期的人和第4期的人最初都要從初期開始熟悉洗臉法。然後再配合肌膚的狀況向更高一級前進。

三階段的沖洗洗臉法，以及肌膚乾燥時的緊急洗臉法、外出時的簡易洗臉法，及污垢非常嚴重時的保鮮膜敷面、爲了恢復健康肌膚而進行的按摩等，都是本書將介紹的方法。

正確了解各種作法的目的及技巧，配合自己的肌膚狀態使用。

(2) 洗臉需要的七項道具

說明洗臉法之前，先爲各位說明洗臉所需的道具。

①洗面皂

談及洗臉，大家首先想到的就是洗面皂。不必準備特別的洗面皂，只要使用普通的洗面皂，不含香料、著色料、防腐劑、殺菌劑等，儘量選擇對肌膚刺激較少的洗面皂。具體而言，嬰兒洗面皂等由單純的成分所構成的即可。洗至起泡時，以擁有細緻泡沫的良質洗面皂是最理想的。此外，現在液體狀的洗面乳非常流行，不過我建議各位使用天然植物油脂所做成的固體洗面皂。

除了一般洗面皂外，也可以使用只在長面皰部位的面皰專用洗面皂。面皰專用洗面皂含有硫黃成分，可至藥局購買。

②化妝水

洗臉後塗抹的化妝水分爲中性、弱酸性、弱鹼性三種，配合面皰的型態，分別使用這

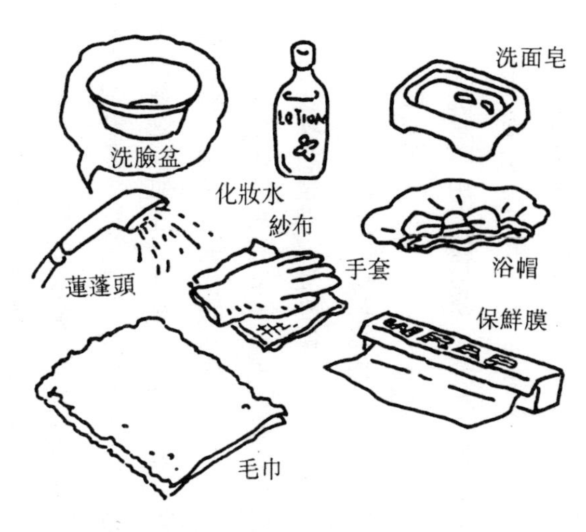

各階段洗臉法與保鮮膜敷面法的必要道具

三種化妝水，才是護理面皰的高明秘訣。

我們的肌膚在健康時保持弱酸性。弱酸性最適合保護肌膚免於汗或細菌的刺激。

保持弱酸性時，如果塗抹弱鹼性的化妝水，對肌膚而言非常重要，因爲肌膚會因而發揮想要恢復爲弱酸性的作用，大約二小時內就能恢復原先的弱酸性。我們的肌膚隱藏這種力量，在肉眼看不到的地方每天發揮這種力量。

因此，在健康的肌膚上塗抹弱鹼性的化妝水，肌膚就好像在健身房中鍛鍊一樣。使得恢復爲弱酸性的沉睡力量甦醒，能夠鍛鍊這種力量，結果肌膚就能產生滋潤。

但是，已經形成面皰的肌膚絕對不能加以刺激，因此不可使用弱鹼性的化妝水，必須使用刺激較少的中性或弱酸性化妝水。

所使用化妝水的種類不僅要配合肌膚的狀態，也因季節的不同而異。

冬天暴露在乾燥空氣中的肌膚會變乾燥，這時除了面皰嚴重的情形外，要觀察使用後肌膚的狀態，可使用弱鹼性化妝水。夏季是潮溼容易引起問題的時期，即使沒有長面皰的人也要觀察肌膚的狀態，選擇刺激性較少的中性或弱酸性化妝水，就好像隨著季節變化更換衣服一樣，更換化妝水也很重要。

至於化妝水的選擇方式，本書會做詳盡的介紹，請參考相關單元。

③淋浴設備、洗臉盆

如果有淋浴設備最理想，沒有的可以使用洗臉盆代替。

④浴帽

洗臉時用浴帽包住頭髮，以免阻礙洗臉、

⑤毛巾

使用長毛棉質毛巾。洗臉後使用的毛巾和擦拭手、身體的毛巾一定要區分。

⑥紗布、手套

在中級、高級的洗臉法中使用。

⑦保鮮膜

使用於保鮮膜敷面法中。

(3) 九十秒沖洗初級洗臉法

我所建議的沖洗洗臉法是利用洗面皂的泡沫去除污垢的同時，藉著蓮蓬頭的水壓和溫度差鍛鍊肌膚的方法。

光用蓮蓬頭沖還不行，要藉著溫度差的刺激使微血管收縮或放鬆，給予肌膚深處的刺激。沖洗洗臉法對肌膚而言是舒適的運動法。

藉著每天的訓練使肌膚健康，使新陳代謝和皮脂的分泌順暢進行。

這個重要的沖洗洗臉法的始點，就是初級洗臉法。初期洗臉法是藉由沖洗的水壓和溫度差的刺激，再加上指尖的拍打而進行。初級、中級、高級三階段的沖洗洗臉法，對肌膚刺激最少，而且只要利用自己的手指就可以進行的簡單方法。

不只能鍛鍊肌膚，也能自己護理肌膚，是值得一試的方法。

熟悉初級洗臉法後，能使肌膚恢復健康，同時你可使用指尖在不知不覺中提升洗臉的技巧。初級洗臉法每天進行一次，於夜晚泡澡進行。

〈初級洗臉法的作法〉

※準備用品：洗面皂（嬰兒洗面皂或低刺激性的良質洗面皂）、長毛毛巾、化妝水（弱酸性、中性、弱鹼性的區別，要配合自己的面皰階段來使用）。

①用溫水將洗面皂充分摩擦至起泡，用手掌撈起泡沫，慢慢地以三十秒的時間好似包住整個臉般清洗。這時絕對不可以摩擦，以輕柔接觸的方式清洗。

②淋浴的水溫比體稍高，以指尖觸摸，感覺溫暖的溫度（三十八度左右）即可。利用溫水沖去臉上的洗面皂，時間約十秒鐘。這時臉和蓮蓬頭口的距離約一至一個半拳頭的距離。蓮蓬頭水沖到臉上時，不會感覺疼痛，利用舒適的水壓進行。如果稍感疼痛，要加大臉和蓮蓬頭的距離。溫水沖到臉上，除了拇指以外，其他手指輕輕張開，用指腹輕拍肌膚。

③蓮蓬頭的水溫設定爲二十三度左右的水溫（高血壓、狹心症、心肌梗塞、心律不整、高度動脈硬化的既往歷患者爲三十度左右），再沖十秒鐘，這時也要用手指輕輕拍打。

④再次將蓮蓬頭的水溫恢復爲三十八度左右，進行十秒鐘的沖洗和拍打，然後再將水溫調節爲二十三度左右的水溫沖洗十秒鐘。這項與②共計進行三次，沖洗臉的時間共計六十秒。在此之前用洗面皂的時間爲三十秒，共計九十秒，因此將其命名爲九十秒沖洗洗臉法。

⑤沖洗結束後，選擇一條柔軟的毛巾，好像輕輕按壓地擦乾水分。擦拭時毛巾不可以上下移動摩擦，儘量以輕輕按壓的方式吸乾水分，這是基本的擦拭方法。

⑥洗臉後用化妝水調理肌膚。如果肌膚充分健康，可以利用皮脂等自己的分泌物保護肌膚，所以基本上不需利用乳液或乳霜給予滋潤。鍛鍊肌膚的秘訣在於不可過度保護。該使用何種化妝水將於以下的〈面皰的階段別注意點〉中敘述。

以上就是初級洗臉法的基本作法。長面皰的人對於次頁以後所敘述的配合各階段的注意事項要特別注意，並好好地實行。此外，如先前「你的面皰階段」中所敘述的，臉部的面皰中，要配合最嚴重的階段而進行。

90秒沖洗初級洗臉法

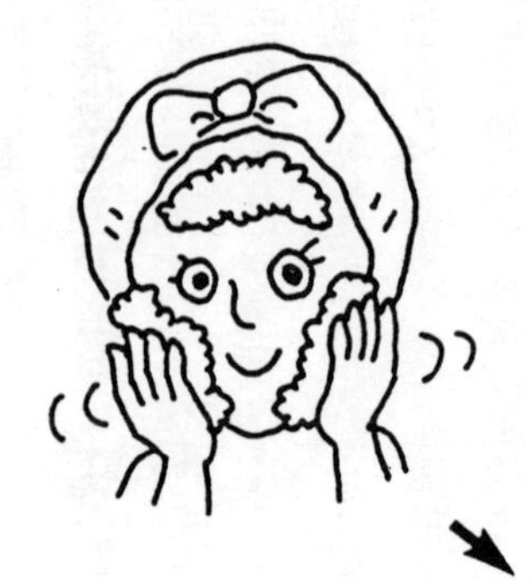

用溫水將洗面皂充分揉搓起泡，用30秒的時間好像包住臉似地清洗，不可摩擦。

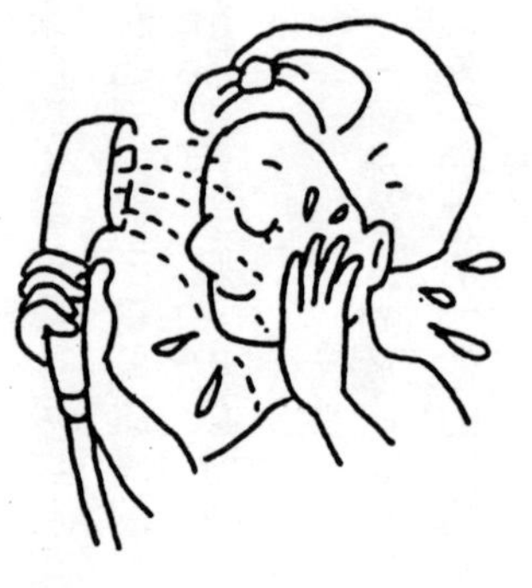

利用拇指以外的手指輕拍，同時用蓮蓬頭沖臉。水的溫度爲38度左右，沖10秒鐘，23度左右的水沖10秒鐘，反覆進行3次。

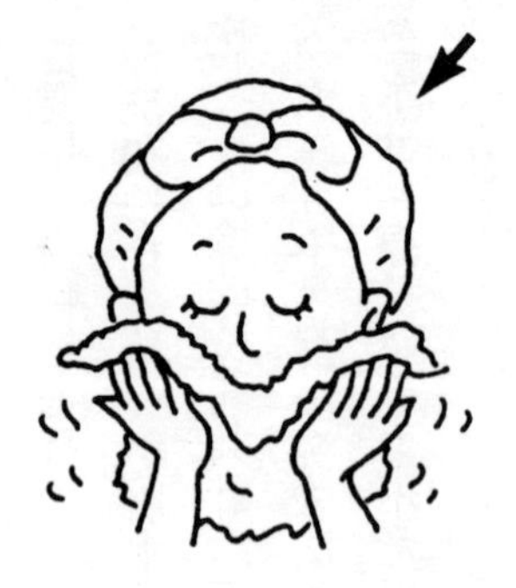

用柔軟的毛巾輕輕按壓，擦乾水分。

〈初級洗臉法——第0期者的注意點〉

第0期就是實際上還沒有長面皰的狀態，與已經形成面皰的肌膚相比，較能忍受到刺激。所以進行九十秒沖洗洗臉法後，可以塗抹稍具刺激性的中性化妝水。

除了化妝水外，不可以塗抹乳液或乳霜。第0期的肌膚較爲油膩，因此不需要塗抹乳液或乳霜。一旦塗抹，肌膚就好像穿上厚衣服似地，反而易使毛細孔阻塞。

但是，因年齡不同，有時光靠化妝水無法給予肌膚足夠的滋潤。

在肌膚的轉捩點，亦即二十五歲左右開始，過了這個時期的人洗臉後很難藉由肌膚的力量恢復滋潤，因此在眼睛周圍容易乾燥的場所需塗抹乳液，但是面皰肌的部分則不可塗抹。

十幾歲及二十幾歲的年輕肌膚，即使在寒冷的季節肌膚也容易乾燥。肌膚乾燥時可塗抹乳液，原則是只能塗抹在面皰肌以外的部分。這時不需要塗抹乳霜。

〈初級洗臉法——第1期者的注意點〉

第1期也就是面皰已經開始形成的時期。因此在九十秒沖洗洗臉法之前，在長面皰的部位要使用面皰用洗面皂，然後利用蓮蓬頭沖洗掉，再恢復初級洗臉法。也就是說，只有長面皰的部分要使用雙重洗臉法。

雙重洗臉的作法，首先將面皰的洗面皂摩擦起泡，將泡沫輕輕地抹在面皰上，持續十秒鐘，使泡沫乾燥。因爲面皰用洗面皂有硫黃成分，因此不易起泡，所以一定要淋很多熱水使其起泡才行。然後再利用溫水淋浴的方式沖洗掉洗面皂的成分，再使用與面皰用洗面皂不同的洗面皂進行九十秒沖洗洗臉法。

面皰用洗面皂在藥局可買到。商品說明上標明爲面皰專用就對了，如果不清楚時，只要參看有無硫黃成分就可以了。

在此必須注意的是：

「既然是面皰用洗面皂，應該可以預防面皰。」

雙重洗臉

將面皰用的洗面皂揉搓起泡，將泡沫塗抹在面皰上，擱置10秒鐘。

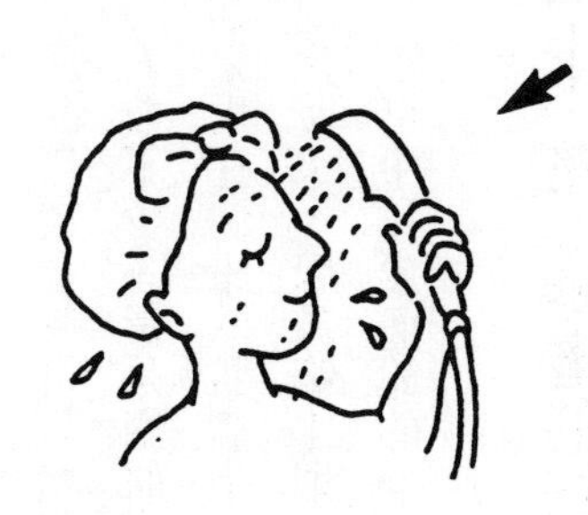

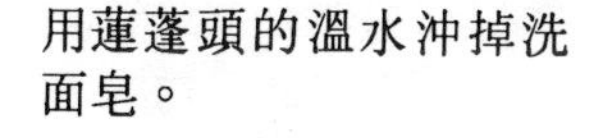

用蓮蓬頭的溫水沖掉洗面皂。

用溫水將充分揉搓起泡的洗面皂泡沫，好像包住臉似地清洗臉30秒，絶對不要摩擦。

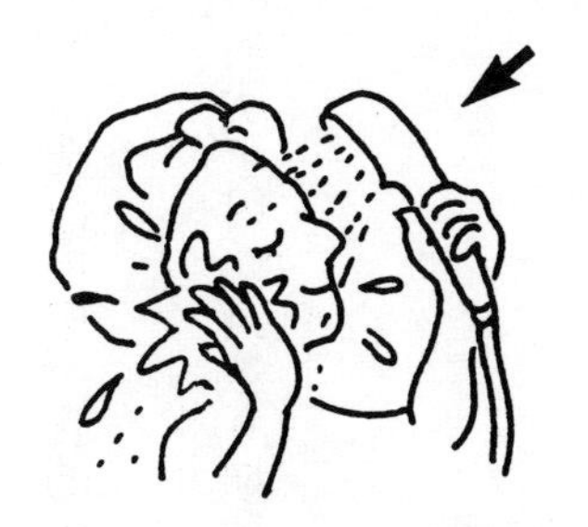

用拇指以外的手指輕輕拍打。同時蓮蓬頭對著臉，水溫38度左右沖10秒鐘，23度左右的水溫沖10秒鐘，反覆進行3次。

抱持這種想法而將產品用於全臉可就糟了。

事實上，這麼做的人並不少，但是對肌膚絶對不好。面皰用洗面皂中所含的硫黄具有使皮膚乾燥的作用，如果用在健康的肌膚上會使肌膚乾燥。

至於洗臉後塗抹的化妝水，因爲第1期尚未出現發炎的症狀，因此與第0期同樣地使用中性的化妝水，但是不可塗抹於面皰的部分。

〈初級洗臉法——第2期者的注意點〉

由於肌膚比較纖細，因此澆淋的壓力和指尖拍打的强度都要比第1期更弱。

基本上和第1期同樣，在九十秒沖洗洗臉法之前，只有面皰的部位要利用面皰專用洗面皂進行雙重洗臉。

進行九十秒沖洗洗臉法，要用手指拍打時，留心不要直接接觸到面皰。

洗臉後使用的化妝水，在第2期的白面皰與黑面皰的階段，與第1期同樣使用中性化妝水。但是必須避開面皰的部位。

〈初級洗臉法——第3期者的注意點〉

第3期的面皰是整個過程中最纖細的狀態，同時也是必須仔細進行肌膚護理的階段。第3期與第1期、第2期同樣地，在進行九十秒沖洗洗臉法之前，只有面皰的部分要採用雙重洗臉法。

進行九十秒沖洗洗臉法時，用手指拍打的部分僅限於沒有長面皰的部分。如果爲化膿型或症狀進行的面皰出現時，更需要纖細的護理。

此外，因爲「出現腫脹物」，所以在進行九十秒沖洗洗臉法時的澆淋水壓，要比第2期更緩和，就好像用水輕輕澆淋一樣。

雖然對肌膚而言鍛鍊是很重要的，但是在這個情況下要稍微休息。就好像慢跑雖然對身體非常有益，但是罹患感冒時仍勉强去跑，可能會使體調崩潰一樣。

如果給予第3期長面皰的肌膚刺激、進行鍛鍊的話，就好像讓罹患肺炎者在寒冷的天氣裡游泳一樣。

總之，絕對不可給予刺激。

洗臉後要用柔軟的毛巾輕輕地擦乾水分。

這時期的面皰易繁殖細菌，同時有濃液，因此要仔細地處理。洗臉時所使用的毛巾需每次更新。使用後的毛巾充分洗淨後利用日光消毒。

洗臉後的化妝水只可使用於未長面皰的部位，塗抹刺激性較少的弱酸性化妝水。

〈初級洗臉法——第4期者的注意點〉

第4期的面皰主要只是疤痕，是最能發揮九十秒沖洗洗臉法威力的時候。此時面皰已痊癒了，因此不必再使用面皰用洗面皂進行雙重洗臉，只要使用普通刺激性較少的洗面皂，一天進行一次九十秒沖洗洗臉法。

沖洗的水壓即使是四階段中最強的水壓也不要緊。在不會感覺疼痛的程度下給予最大限度的刺激，不斷地鍛鍊肌膚。

但是有的人到了第4期時面皰疤痕還會發紅，在肌膚尚未穩定之前，只能輕輕地用手指拍打，因爲在發炎症狀未完全痊癒之前很容易受傷。

面皰疤痕成爲斑點型，表示肌膚的發炎症狀已經告一段落，因此可稍用力拍打。

如果屬於有凹凸的面皰斑痕型，肌膚已非常地堅强，因此洗臉法可以使用初級、中級、高級儘量地鍛鍊肌膚，利用這些洗臉法達到鍛鍊肌膚的效果。

第4期的面皰洗臉後塗抹化妝水時，要使用配合症狀的化妝水。

仍留有紅色的的面皰型，表示肌膚仍處於敏感狀態，因此要塗抹弱酸性的化妝水。

如果面皰疤痕形成黑色斑點的肌膚，則使用中性的化妝水，同時塗抹美白的化妝水較好。

對於形成凹凸的面皰疤痕型的肌膚，可以使用能給予適度刺激的弱鹼性化妝水。

藉著塗抹弱鹼性化妝水，能夠增强肌膚原有的「中和力」，對於肌膚而言就是一種鍛鍊。如果能增强肌膚的中和力，就能使肌膚產生滋潤感。

——沒有蓮蓬頭時的九十秒初級洗臉法——

「水龍頭可以流出水來，但是沒有蓮蓬頭」、「我們家的蓮蓬頭無法流出熱水……」有些人會有這些問題。

「我沒有辦法進行沖洗洗臉法了……」，不要因此而感到失望。以下介紹有上述情況時的初級洗臉法。

〈有熱水，沒有蓮蓬頭時的洗臉法〉

①用手將洗面皂充分揉搓起泡，用手指撈起泡沫，好像用泡沫包住臉似地清洗三十秒（這個泡沫洗臉與有蓮蓬頭時的情形相同。此外，在面皰的階段第1期至第3期的人，可以先使用面皰專用洗面皂洗臉。作法同先前敘述的利用蓮蓬頭的方式）。

②利用盥洗室的水龍頭調節水溫，以十秒的時間將略高於體溫的水（三十八度左右）

一邊用指腹拍打、一邊將水拍打至臉上沖洗泡沫。

③將水溫調節爲二十三度左右（高血壓、狹心症、心肌梗塞、心律不整、高度動脈硬化的既往歷患者爲三十度左右），在十秒內同樣地利用指腹拍打，並將水沖洗到臉上。

④具有溫度差每十秒進行拍打的方式進行2次。②③合計進行六十秒。因此洗臉的時間合計爲九十秒。

⑤與沖洗洗臉法同樣地，用毛巾輕輕按壓，配合本身肌膚的狀況塗抹化妝水（化妝水的使用方法與「你的面皰階段」中的注意事項，和沖洗洗臉法時完全相同，請參照前面的叙述）。

※中級洗臉法、高級洗臉法②～⑤的作法相同。使用洗面皂的中級、高級的洗臉方法，與沖洗中級洗臉法、沖洗高級洗臉法相同，請參照前述內容。

有熱水沒有蓮蓬頭時的洗臉法

用溫水將肥皂充分摩擦起泡的泡沫，好像包住臉似地清洗30秒。（長面皰的人在此之前要先利用面皰用的洗面皂洗臉。）

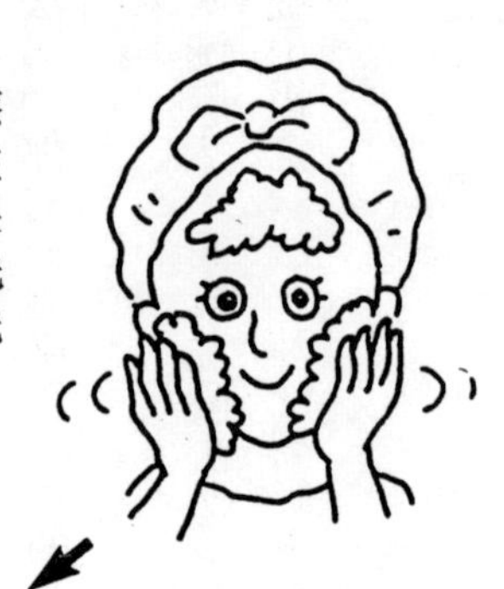

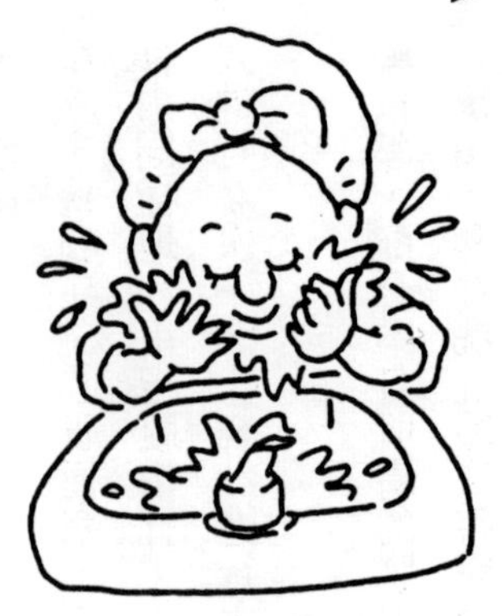

用指腹拍打，同時用溫水沖洗臉。水溫38度左右沖洗10秒，23度左右沖洗10秒，反覆進行3次。

用柔軟的毛巾輕輕按壓，擦乾水分。

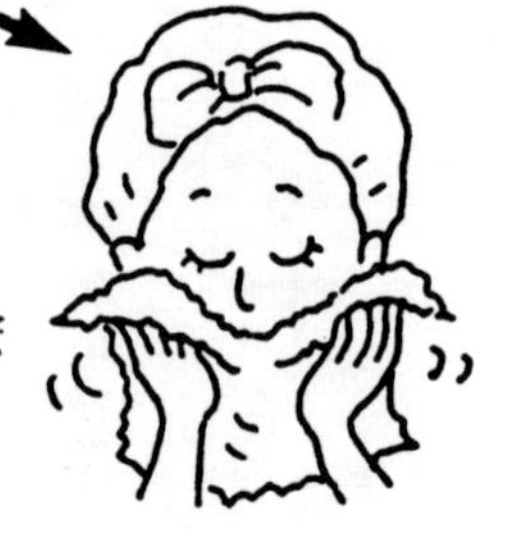

〈沒有蓮蓬頭設備，也沒有熱水時的洗臉法〉

※有的家庭中沒有蓮蓬頭及熱水設備。但是這時只要花點功夫，也可進行不亞於沖洗洗臉法的肌膚護理。最重要的就是想要自己治療面皰，使肌膚恢復健康的決心。以下爲各位介紹有上述問題存在時的初級洗臉法。

※準備用具：二個洗臉盆、洗面皂及煮好的滾水。

①在二個洗臉盆中倒入滾水。其中一個的水溫調節爲比體溫稍高（三十八度左右），另一個洗臉盆的水溫爲二十三度左右的水。

②將洗面皂用手充分揉搓起泡後，用手撈起泡沫洗臉三十秒（面皰階段爲第1期～第3期的人，可以先使用面皰專用洗面皂洗臉，作法同前述）。

③將臉浸泡於較熱的洗臉盆中十秒。

④將臉浸泡於較冷的洗臉盆中十秒。

⑤交互進行③④二次。臉部非常骯髒時，可將浸泡於水中一次後，換掉洗臉盆中的

沒有蓮蓬頭，水龍頭不會流出熱水時的洗臉法

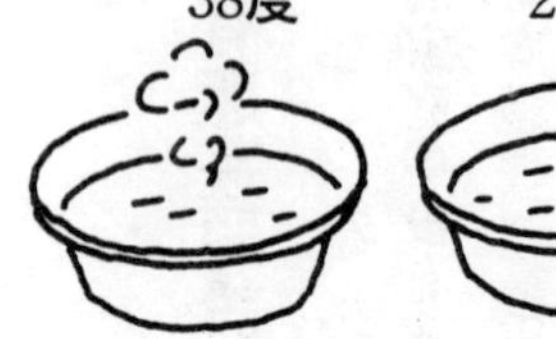

在2個洗臉盆中倒入水，並調整爲上記的溫度。

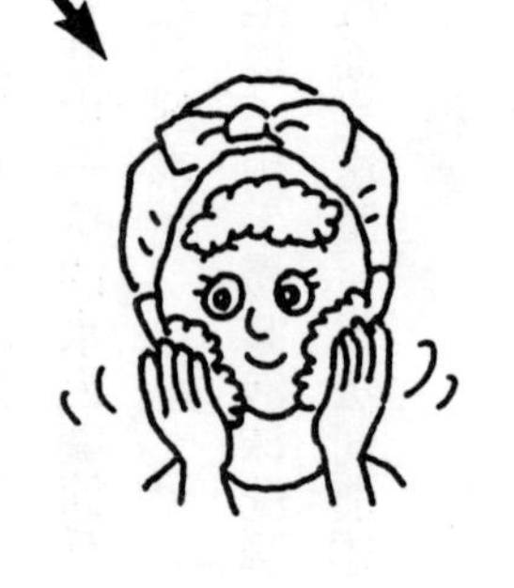

用溫水將洗面皂揉搓起泡，以30秒的時間用泡沫包住臉似的洗臉。（長面皰的人在此之前要先使用面皰用洗面皂洗臉。）

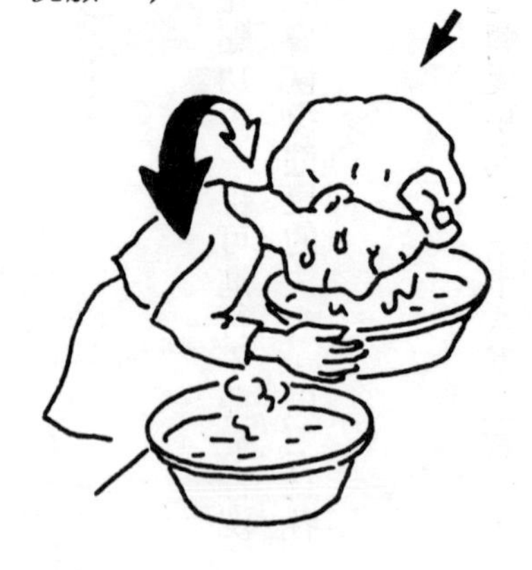

臉浸泡在洗臉盆中。在熱水中10秒鐘，冷水中10秒鐘，反覆進行3次。污垢非常嚴重時，每次都要換水。

水，再浸泡一次。

⑥與沖洗洗臉法同樣地，用毛巾輕輕拍乾水分，塗抹適合肌膚狀態的化妝水。

※中級洗臉法、高級洗臉法①及③～⑥的作法相同。使用洗面皂的中級高級的洗臉法，與沖洗中級洗臉法、沖洗高級洗臉法相同，請參照前述內容。

(4) 九十秒沖洗中級洗臉法

大約持續進行初級洗臉法三個月，肌膚沒有問題且狀況良好時，可以進行中級洗臉法，使得肌膚更爲健康。

中級洗臉法一旦進行一次，於夜晚洗澡時進行。

中級洗臉法與初級洗臉法相比較時，前者的效果較大，但是由於刺激較強，也比較容易引起肌膚的問題。所以如果要進行中級洗臉法，前提是肌膚必須要健康，同時必須要充分熟悉初級洗臉法的技巧。

〈中級洗臉法的作法〉

※中級洗臉法是利用紗布代替手指。要準備洗面皂、紗布、毛巾、化妝水等，注意事項與初級相同。

①除了單手拇指外，指尖全部用紗布捲起，用紗布沾取充分揉搓起泡的洗面皂泡沫，輕柔地洗洗由額頭到鼻子的T區域及下巴和頸部。

②去除紗布，食指和中指重新捲上紗布，再取洗面皂的泡沫清洗臉頰。

③再次拿掉紗布，只用食指捲紗布，沾取洗面皂的泡沫，用指腹輕輕地清洗眼下纖細的部分。

※好像用洗面皂的泡沫包住整個臉似地，要輕柔地洗臉，絕對不可用紗布摩擦臉。①〜③的時間各進行十秒，最好共計三十秒。此外，使用的手指數減少是因爲肌膚較纖細的部分要輕柔地清洗。

④附著於臉上的洗面皂泡沫要利用沖洗的方式完全洗淨。沖洗的要領與初級相同。溫

水（三十八度左右）與溫水（二十三度左右），交互進行三次，各進行十秒鐘清洗，用手指輕輕拍打，沖洗的時間與初級相同，合計爲六十秒。

⑤洗臉後按照初級的相同要領，用毛巾按壓似地擦拭臉。

⑥塗抹適合自己面皰階段、肌膚狀況的化妝水。

〈中級洗臉法——第0期～第3期者的注意點〉

肌膚仍敏感時不能進行中級洗臉法。在肌膚恢復健康之前，必須持續初級洗臉法。

〈中級洗臉法——第4期者的注意點〉

因爲使用紗布，所以對肌膚的刺激較强，因此要小心地進行。肌膚感覺刺痛就要立刻停止。敏感肌膚能夠勉强進行。如果刺痛感殘留到第二天，表示清洗時用力過度。

洗臉後肌膚感覺刺痛時，至少四天内要進行稍後説明的緊急洗臉法。等到刺痛感完全

90秒沖洗中級洗臉法

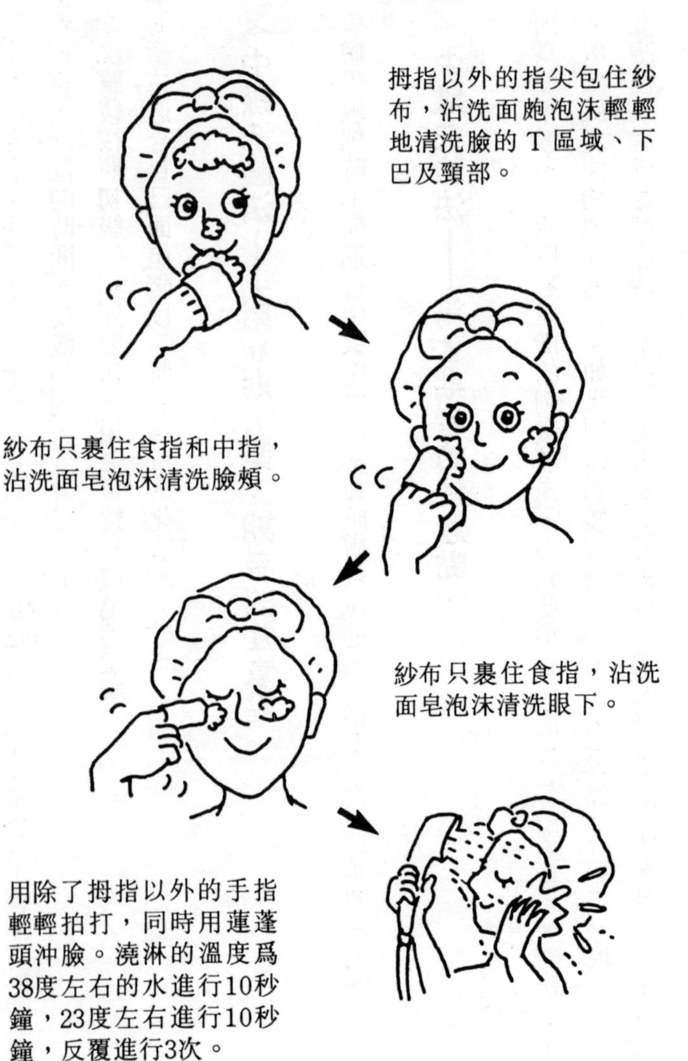

拇指以外的指尖包住紗布，沾洗面皰泡沫輕輕地清洗臉的T區域、下巴及頸部。

紗布只裹住食指和中指，沾洗面皂泡沫清洗臉頰。

紗布只裹住食指，沾洗面皂泡沫清洗眼下。

用除了拇指以外的手指輕輕拍打，同時用蓮蓬頭沖臉。澆淋的溫度爲38度左右的水進行10秒鐘，23度左右進行10秒鐘，反覆進行3次。

消失後，再慎重地從初級開始鍛鍊。此外，即使進行中級洗臉法，也不必每天進行中級洗臉法，可以觀察自己肌膚的狀況而進行。

例如，最初一週只進行一次中級洗臉法，其他的時間則進行初級洗臉法，到下一週進行二次，再下一週進行三次，慢慢讓肌膚習慣比較好。

肌膚的强弱因人而異，具有很大的差距。必須根據自己的肌膚狀況，組合洗臉法的方式。一週進行一次中級洗臉法就足夠者，就不要增加次數，可以利用適合自己的方式持續洗臉。

持續三個月進行中級洗臉法，沒有任何問題且狀況良好時，就可以進入高級洗臉法的階段了。

(5) 九十秒沖洗高級洗臉法

持續中級洗臉法三個月，肌膚沒有問題時，就可以進行高級洗臉法了。這時肌膚已經恢復原有的健康，提高新陳代謝，充滿光輝。要持續這個健康的肌膚並加以磨練，就要利用高級洗臉法鍛鍊肌膚。

高級洗臉法的重點在於「剝皮技巧」，也就是巧妙地剝除皮膚表面的污垢。當然，並不是大膽地像剝香蕉皮的方式進行，只是經由顯微鏡觀察確認一些表皮被剝掉了。表面的舊皮膚脱落之後，下方的新皮膚會再生，如此就能促進肌膚的新陳代謝。

高級洗臉法與中級洗臉法相比，當然能產生更明顯的效果，但相反地，刺激也比較强，可說是和肌膚的斑疹爲鄰。因此必須注意肌膚的狀況愼重進行。

高級洗臉法原則上一天進行一次，晚上洗澡時進行。

〈高級洗臉法的作法〉

※高級洗臉法是使用棉製手套代替紗布。通常市售的夏天用薄棉布手套即可，選用白色的較容易看清污垢。剪掉手套的食指、中指、無名指的部分，只使用剪下來的指尖部分。關於洗面皂、毛巾、化妝水等的注意事項，與初級、中級時相同。

①剪下的手套指尖部分，套上食指、中指、無名指上。洗面皂充分揉搓起泡後，用戴

手套的指尖沾取，清洗整個臉部。

②其次，使用食指和中指仔細地移動，清洗臉頰、額頭、鼻子及下巴。

③最後，只用食指輕輕地清洗眼下纖細的部分。清洗肌膚纖細的部分時，所使用的手指數要減少。①～③的洗臉時間總計為三十秒。

④利用沖洗的方式沖去附著於臉上的洗面皂泡沫。沖洗的要領與初級、中級相同。調節溫水（三十八度左右）與溫水（二十三度左右），交互進行三次，每次各十秒。這時同樣用手指拍打，沖洗洗臉的時間總計為六十秒。

⑤洗臉後與初級、中級的要領相同，用毛巾輕輕按壓臉部擦乾水分。

⑥完成時，配合面皰的階段和肌膚的狀況塗抹化妝水。

※剪去局部而剩下的手套，可利用於冬季手乾燥時。沐浴後塗抹保濕化妝水或乳液、乳霜後，可戴上手套，不要浪費了。

〈高級洗臉法——第0期～第3期者的注意點〉

因爲肌膚非常敏感，所以不可以進行高級洗臉法。

〈高級洗臉法——第4期者的注意點〉

第4期的面皰疤痕凝固的部分，實施剝皮法可提高新陳代謝，非常有效。如果肌膚狀況良好時，可向這種方法挑戰。但是高級洗臉法所使用的手套，與初級使用的手指和中級的紗布相比，對肌膚的刺激更强，因此一定要慎重進行。

如果肌膚出現乾燥或刺痛感時，不可勉强，必須停止進行。肌膚出現異常時，必須進行後述的緊急洗臉法，等到痊癒後，再從初級開始挑戰。

基本上，只有肌膚健康的人才能每天進行高級洗臉法。普通肌膚的人，一週進行一～二次高級洗臉法，其他日子則選擇刺激較緩和的初級或中級洗臉法組合進行。

90秒沖洗高級洗臉法

剪下棉製手套的食指、中指、無名指的部分。

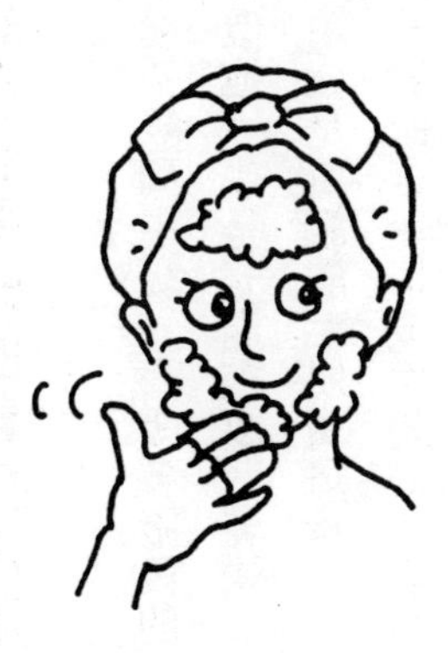

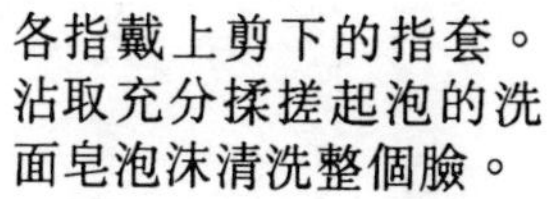
各指戴上剪下的指套。沾取充分揉搓起泡的洗面皂泡沫清洗整個臉。

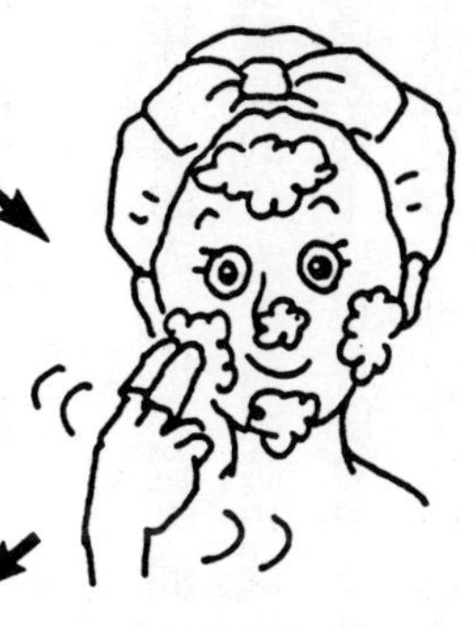

食指與中指慢慢移動到臉頰、額頭、鼻子、下巴，仔細清洗。

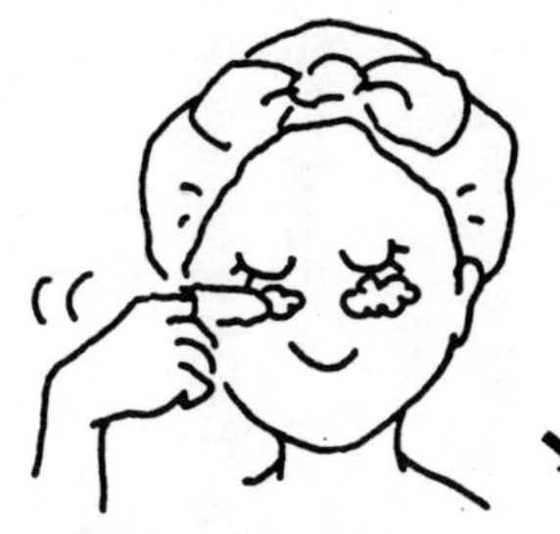

用食指輕輕地清洗眼下的部分。

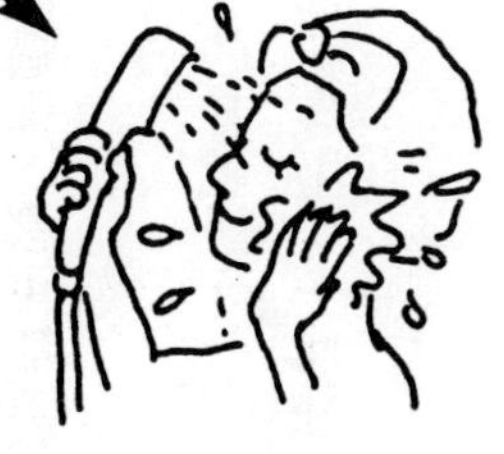

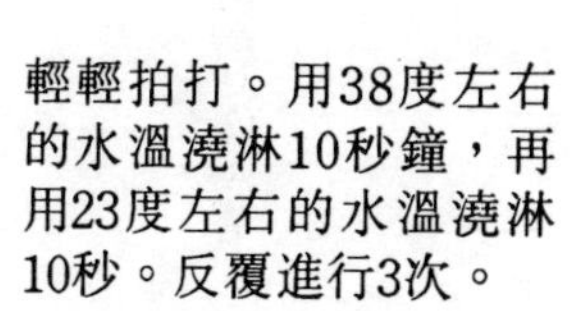
輕輕拍打。用38度左右的水溫澆淋10秒鐘，再用23度左右的水溫澆淋10秒。反覆進行3次。

(6) 肌膚刺痛時的緊急洗臉法

從初級到中級、高級各階段的洗臉法，進行中如果肌膚異常乾燥，或是感覺好像撒上白粉似地，或是充滿皺紋、乾燥、刺痛的情形可能都會出現。

這就是所謂的「肌膚斑疹」。

一般而言，形成面皰的肌膚給人油膩的印象，似乎與乾燥無緣。

但是，如果過度使用面皰專用洗面皂，或是洗臉時給予的刺激過强，都可能造成肌膚異常乾燥。

此外，即使擁有同樣肌膚的人，依部位不同，有的較油膩，有的較乾燥。

例如T區域就是油膩區的代表，而眼睛周圍則是所有人的臉部乾燥場所。此外，即使平常是健康肌膚，有時因季節不同也可能會異常乾燥。

肌膚異常乾燥的症狀出現時，可以使用緊急洗臉法。

因爲肌膚乾燥，所以必須防止乾燥繼續進行。也許你認爲不要用洗面皂洗臉，但是肌膚如果附著污垢，會使細菌繁殖，進而引起其他的麻煩，所以還是要洗臉才行。

對於肌膚刺激最少的緊急洗臉法，可於緊急時使用，期待肌膚靠自己的力量恢復健康。如果斑疹的症狀持續出現時，就要持續進行緊急洗臉法。

〈緊急洗臉法的作法〉

※準備用品：低刺激性的普通洗面皂和二個洗臉盆。

①二個洗臉盆中各放入三十度左右的溫水。

②利用溫水使洗面皂充分起泡後，將少量的泡沫混入其中一個洗臉盆中。

③水面靜止後，臉輕貼於水面，靜靜地浸泡二十秒。

④其次，將臉輕輕地放入另一個洗臉盆中，利用溫水去除泡沫。臉浸泡在水中的時間約十秒。絕對不可以用手摩擦臉。

⑤清洗的水要更換二次。臉浸泡其中時間各爲十秒鐘。臉浸泡在有洗面皂泡沫之水中時間爲二十秒，浸泡在清水中的時間爲十秒，總計進行三次，所以一次需要花五十秒的時間。

緊急洗臉法

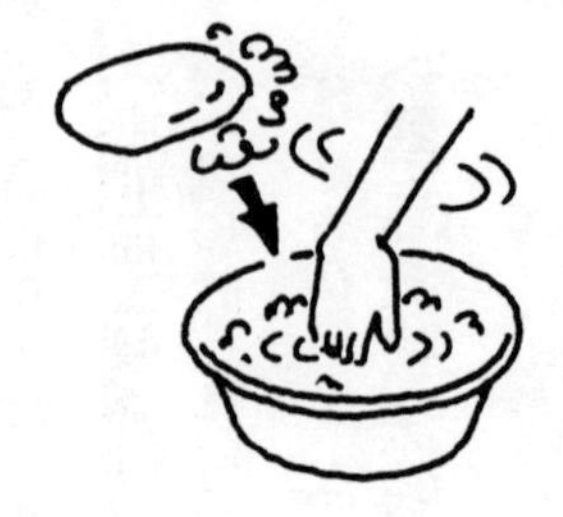
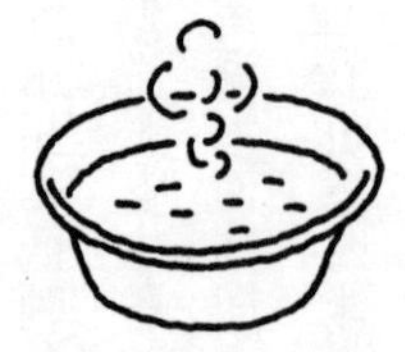

在2個洗臉盆中各放入30度左右的溫水。放入少量充分揉搓起泡的洗面皂泡沫於一個洗臉盆中，混合攪拌。

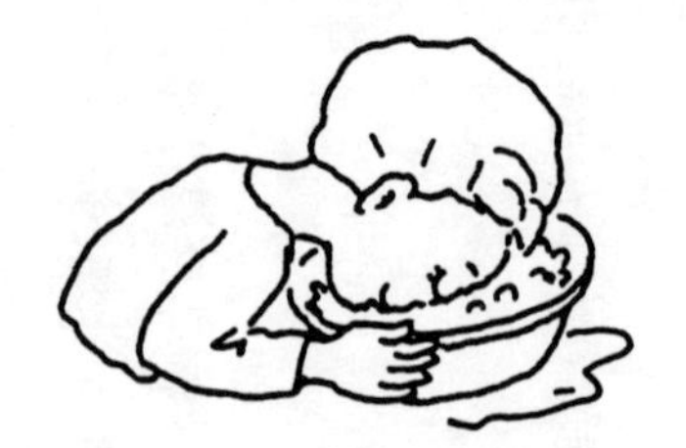

水面靜止後，將臉部浸入含有洗面皂泡沫的水中20秒。

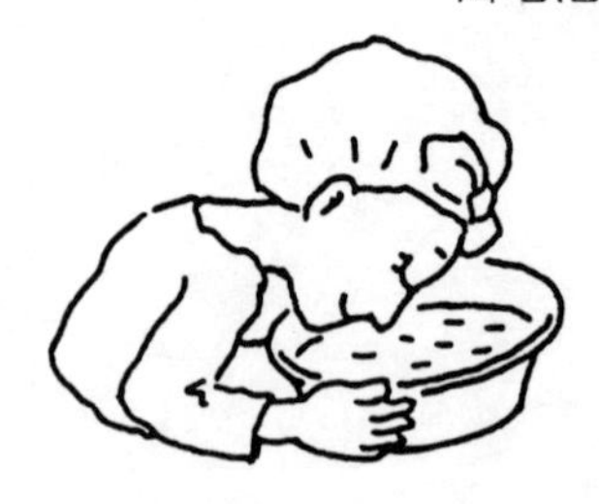

將臉浸入裝有乾淨水的洗臉盆中，去除泡沫。清洗的水要更換2次，臉浸泡其中的時間各爲10秒鐘。

(7) 忙碌的早晨及外出時的簡易洗臉法

放任附著在肌膚上的細菌不管，就會開始繁殖。也就是說，爲遏止細菌繁殖，勤於洗臉非常重要。

一般而言，大部分的人都會在早上起床時及晚上洗澡時洗臉，共洗二次臉。如果是健康肌膚的人，我認爲應該早、中、晚一天洗臉三次。長面皰的人則應該以更短的間距洗臉去除污垢，使肌膚更新。

但是，一天內如果要進行好幾次先前所介紹的沖洗洗臉法，非常費時、費工夫，很難長久持續。所以在忙碌的早上及學校、公司等外出的場所，可以進行接下來爲各位介紹的簡易洗臉法。

簡易洗臉法

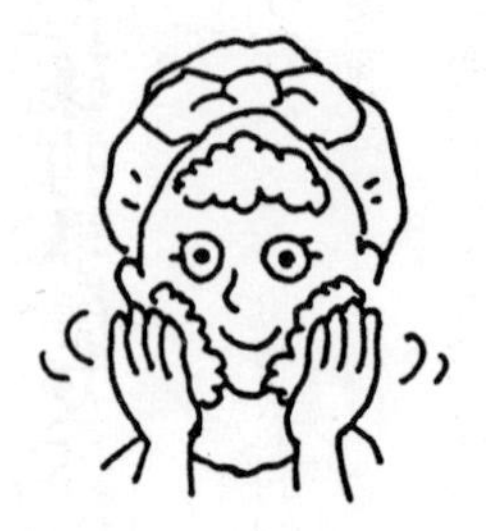

洗面皂充分揉搓起泡。用泡沫好像輕輕包住整個臉似地清洗30秒。

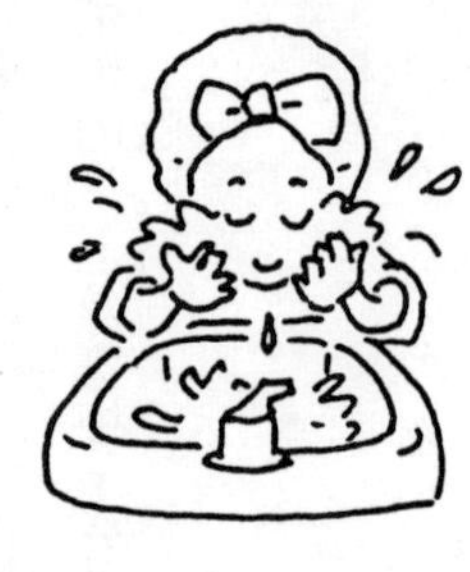

利用30度左右的溫水，用拇指以外的手指一邊拍打，一邊清洗30秒，冲洗掉沾在臉上的泡沫。（沒有熱水時用冷水也可以）

〈簡易洗臉法的作法〉

①使洗面皂充分起泡後，用泡沫覆蓋在整個臉上清洗，時間大致爲三十秒。

②利用三十度左右的溫水，用拇指以外的手指一邊拍打，一邊以三十秒的時間清洗掉附著在臉上的泡沫（最好使用溫水，如果沒有溫水，使用冷水也可以）。

簡易洗臉法是費時一分鐘的簡單洗臉法，但是也具有充分去除細菌的效果，使肌膚清爽，在忙碌的早上及外出時一定要實行，並養成習慣。

⑻去除肌膚上嚴重污垢的保鮮膜敷面法

先前介紹的沖洗洗臉法能去除肌膚的污垢，藉著蓮蓬頭之水的溫度差刺激，能夠鍛鍊肌膚，促進新陳代謝，使肌膚由內散發美麗。持續沖洗洗臉法能使肌膚恢復健康；產生滋潤和透明感。

藉著沖洗洗臉法，可使肌膚得到健康的效果。但是對於肌膚的污垢非常敏感，或是屬於面皰肌的人，還有另一種更積極的肌膚護理法。在皮脂分泌旺盛的十五～二十歲的青春期者，及每天進行運動因汗水和塵埃而使肌膚受損的人，或是待在骯髒的辦公室工作一整天的人，都需要處理肌膚的污垢問題。

這時必須積極地去除肌膚的污垢，鍛鍊肌膚。此時利用單純的保鮮膜敷面法。

單純的保鮮膜敷面只要使用廚房的保鮮膜，方法非常簡單，任何人都能實踐。將保鮮膜蓋在臉上，利用體溫使毛細孔張開，毛細孔深處的污垢浮上來就可完全去除。方法非常簡單，而且不會給予肌膚多餘的刺激造成肌膚的損傷，又能有效去除肌膚的污垢，這個單純的保鮮膜敷面是最好的方法。

市面上販售的敷面劑，除了去除毛細孔的污垢外，也能去除老舊的角質，使皮膚白晰，或是補充營養，具有各種目的。但是，健康的皮膚從表面積極吸收某些物質的力量較弱，因此，即使敷面劑中含有特別的成分，也不可能產生很好的效果。也就是說，如果只要去除毛細孔的污垢，單純的保鮮膜敷面就足夠了。

單純的保鮮膜敷面在夜晚泡澡時，或是每天進行沖洗洗臉法之前，或之後進行。肌膚的污垢嚴重時，最好在沖洗洗臉之前進行較好。

單純的保鮮膜敷面一天一次就能產生很好的效果，一定要努力實行。

〈單純保鮮膜敷面的作法〉

※準備用品：二十公分長的保鮮膜二張。

①準備的二張保鮮膜之一從額頭蓋到鼻上，另一張從鼻孔下方的部分蓋住下半部。注意鼻孔保持暢通。

②臉上蓋著保鮮膜進入浴缸中泡澡，一直到毛細孔張開、流汗爲止，大約需要二～三

單純保鮮膜敷面法

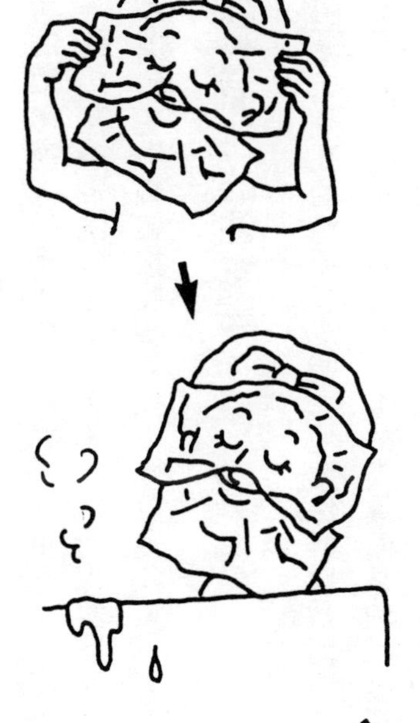

將剪成20公分左右的2張保鮮膜貼在臉上。鼻孔不可罩住。

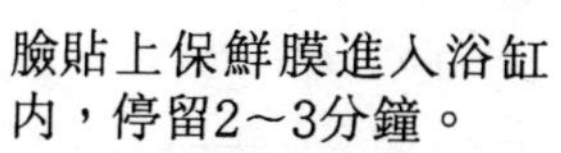

臉貼上保鮮膜進入浴缸內，停留2～3分鐘。

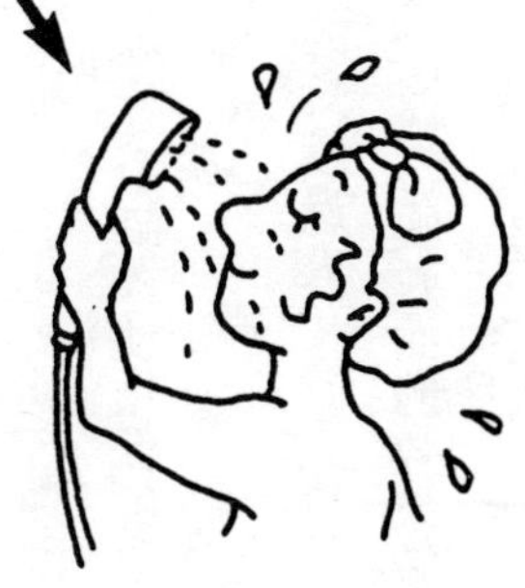

除去保鮮膜。用25度左右的水溫輕輕地沖洗臉部。

分鐘。

③泡完澡後取下保鮮膜，利用二十五度左右的溫水輕輕洗臉。這時不要使用洗面皂。

④進行沖洗洗臉法（沖洗洗臉法之後不必進行保鮮膜敷面法）。

⑤使用長毛棉製毛巾輕輕按壓臉部拭去水分。

〈保鮮膜敷面法的注意點〉

爲了去除阻塞毛細孔的污垢和皮脂，使用保鮮膜敷面對於面皰肌非常有效。在每天進行沖洗洗臉法之前或之後一定要實行。保鮮膜敷面是利用發汗作用，因此在進行沖洗洗臉法的泡澡時進行最好，能夠使毛細孔張開，促進發汗。因此，坐在浴缸裡使用保鮮膜敷面法時，腰部和腹部最好能夠泡在水中。

有的人泡澡時甚至連肩部都泡到水，但是這樣對於心臟的負擔過大，會覺得得很痛苦，無法長時間泡澡。如果採用淋浴的方式沒有辦法流汗，會使保鮮膜敷面的效果減半。進行三溫暖時，最能使保鮮膜敷面發揮效果。處在高溫多濕的三溫暖中，毛細孔能充分張開、促進排汗，可完全去除污垢。有機會進行三溫暖時，不要忘了帶保鮮膜去試試看。

第四章

不了解就無法治療的護理常識

(1) 去除面皰的内容物（第二期面皰）

面皰形成時，很多人會用手觸摸。尤其是長在臉上的面皰，很多人會在無意識中擠壓患部。

但是，用手擠壓面皰會造成面皰疤痕。

不過，治療面皰的捷徑之一就是用正確的方法去除面皰的內容物。容易長面皰的人，一定要學習正確去除面皰內容物的方法。

即使是喜歡擠面皰的人，在面皰尚未成形的第0期或是在初期的第1期時，最好不要擠面皰。因爲此時應該擠出的面皰還沒有成熟。正好像水果有收穫期一樣，面皰也有成熟的時期。

到了第2期，面皰已經成形，因此可以擠出面皰的內容物。如果巧妙擠出內容物，面皰就不會惡化爲第3期。但是，千萬不可勉强進行或用指尖擠壓面皰，否則會損傷肌膚，而且指甲中的細菌會進入面皰中，反而會使面皰惡化。很多臉上留有面皰疤痕者，就是因爲用指尖擠壓面皰而造成的。

以下介紹正確的面皰擠法。

〈擠面皰的方法〉

※一定要準備專用的「面皰壓子」專用器具，可在藥局購買。此外，還要準備細小的鑷子、已消毒的膚色膠帶、治療面皰用的化妝水及棉花棒。如果自己進行，很難調節面皰壓子的角度，容易失敗，一定要請別人幫忙。

①爲避免細菌附著在面皰上，一定要利用沖洗洗臉法使肌膚保持清潔狀態。

②洗澡時進行沖洗洗臉法後臉部發燙，可用冷毛巾冷敷十分鐘，使發燙的肌膚冷卻。肌膚充分冷卻後，用乾的清潔毛巾按掉肌膚上殘留的水氣。

③面皰壓子和小鑷子大約在滾水中煮三十秒，進行煮沸消毒。

④面皰壓子與皮膚呈垂直，輕輕按壓五秒鐘。慢慢地數「1、2、3、4、5」，壓一下休息一下，然後再數「1、2、3、4、5」壓一下休息一下，重複進行三次，慢慢擠出面皰才是秘訣，如果還是没有辦法擠出，表示毛細孔變硬，只好放棄，絶對不要勉强

進行。

⑤面皰露出後，用小鑷子取出面皰。

⑥用棉花棒將面皰治療用藥物塗抹在毛細孔，再貼上膚色膠帶。

⑦當天晚上好好休息，第二天早上撕下膠帶，進行沖洗洗臉法。

擠面皰需要高度的技巧，而且如果不注意容易損傷肌膚。此外，肌膚潮溼或溫度升高、肌膚發脹的時候無法進行，因此一定要使肌膚充分冷卻後再進行。

如果能巧妙地擠出面皰，就能迅速痊癒。但是時機最重要，時期不能太早或太晚，當然也會受到當天肌膚狀態的影響。什麼時候最適合？具有很大的個別差異，一定要多試幾次，絕對不可以用力進行。

如果是在第2期擠出面皰，不論白面皰或黑面皰都可以。

第2期所使用的面皰壓子，有些人在第3期使用時卻失敗了。第2期時尚未引起感染症，如果做得好能夠迅速去除面皰。但是到了第3期時，面皰引起發炎症狀，因此不能給予刺激。如果勉强用面皰壓子施壓，面皰中的膿和體液會滲出，而且因爲皮膚非常脆弱，反而會使傷痕變大用指尖捏面皰、拉面皰都是不對的作法。所以對於第3期的面皰是

擠面皰的方法

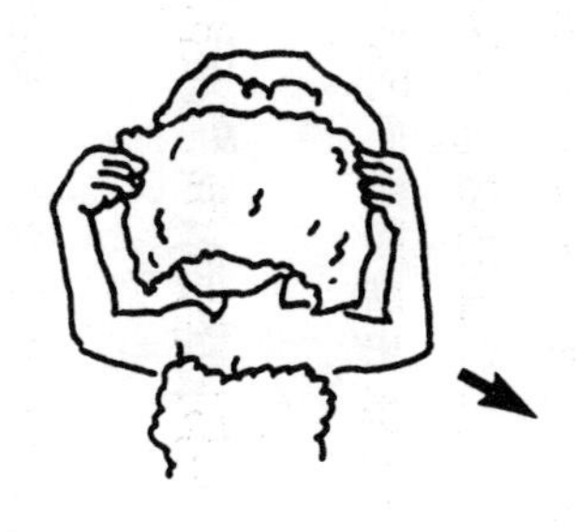

進行沖洗洗臉法後，用冷毛巾敷臉部10分鐘，去除肌膚的發燙現象，再用毛巾擦乾肌膚上的水氣。

將煮沸消毒後的面皰壓子垂直對著皮膚，輕輕按壓5秒鐘。反覆進行3次，如果壓不出來，今天就不要再壓了。

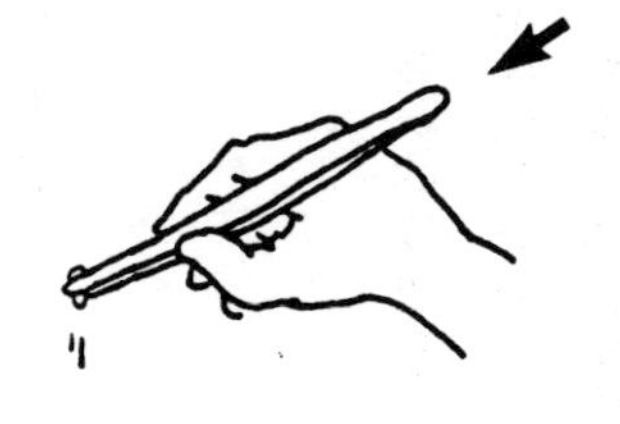

面皰擠出來後，用煮沸消毒的小鑷子取出。

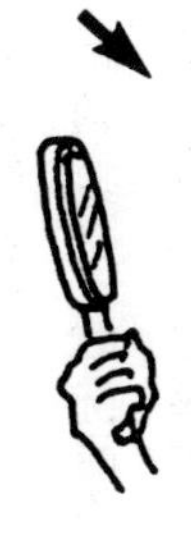

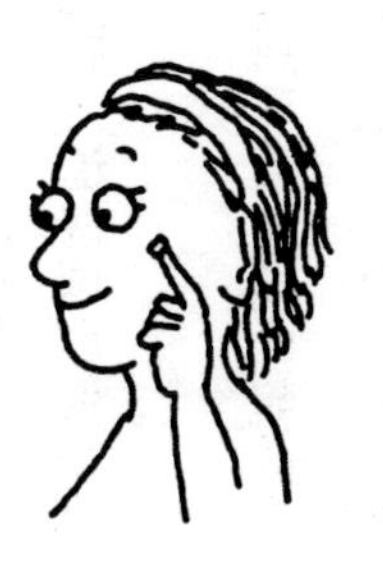

用棉花棒沾取面皰用藥品，塗沫在毛細孔，貼上膚色膠帶，好好休息。第2天早上撕掉膠帶，進行沖洗洗臉法。

不要觸摸它，這一點最重要。

擠壓面皰是只有第2期時進行才有效的家庭護理方法。

(2) 改善面皰疤痕剝皮法

第4期的面皰肌膚出現凹凸的面皰疤痕時，使過厚的皮膚變為平滑、調理紋理的方法稱為剝皮法。具體而言就是利用物理的方式剝除增厚的角質層，使其變薄的方法。

使用紗布或棉製手套的沖洗洗臉法的中級、高級法，都是能夠提高剝皮效果的洗臉方法。除了凹凸型面皰肌膚者以外，即使是健康肌膚的人，在鼻頭、額頭、臉頰等皮膚會比較硬，污垢不易去除，或是毛孔張開，出現橘皮似地小顆粒的橘皮肌，這些情形使用剝皮法都能產生效果。

第0期~第3期為止的面皰非常纖細，不能進行剝皮法。即使到了第4期面皰的人，在出現斑疹時、或是因為季節變化而肌膚異常乾燥時，禁止使用剝皮法。即使剝皮法對肌膚很好，如果勉強對引起問題的肌膚進行，反而會損害肌膚。

剝皮法在家庭肌膚護理中，需要高度技巧才能進行，當然也是能產生效果的積極方法，可以說是比每天洗臉更高級的技巧。一定要留心要點，慎重地進行。

原則上四週進行一次較好。如果能有效地進行剝皮法，就能去除老舊的角質層，使肌膚更爲平滑。

〈剝皮劑的選擇方法〉

剝皮時要使用塗抹在肌膚上的剝皮劑。可以使用市售的剝皮劑，或是使用良質高度精製的鹽、米糠、橘皮等天然素材。選擇的基準是，使用市售的剝皮劑時，要選擇不含香料及著色料，刺激性較少的剝皮劑。

使用鹽時，要使用精製、顆粒較細的良質鹽。一般的粗鹽顆粒不均匀，反而會損傷肌膚。橘皮要用紗布包住使用。橘皮中所含的果膠酸等成分適合用來剝皮。

到底要使用何種剝皮劑較好呢?也許你會感覺迷惘。這並沒有一般的基準。到底哪些剝皮劑適合肌膚，哪些剝皮劑會引起斑疹，具有很大的個別差異。應該要多做嘗試，找出適合自己的剝皮劑。

造成問題的原因是剝皮劑與肌膚不合，或是摩擦力較强而引起的斑疹。不論使用何種剝皮劑，基本上必須注意不可以塗抹太多的剝皮劑，而且要輕輕地進行。

〈剝皮的作法〉

①先進行沖洗洗臉法。
②使用剝皮劑按摩似地輕輕撫摸肌膚。時間的標準約爲一分鐘。
③用二十五度左右的水沖掉剝皮劑。

剝皮劑

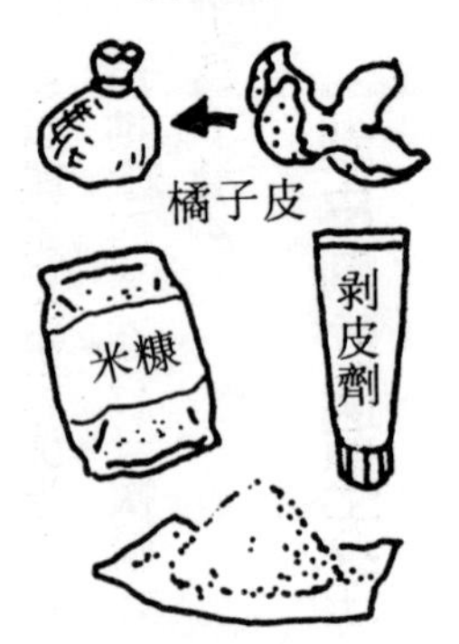

高度精製的鹽

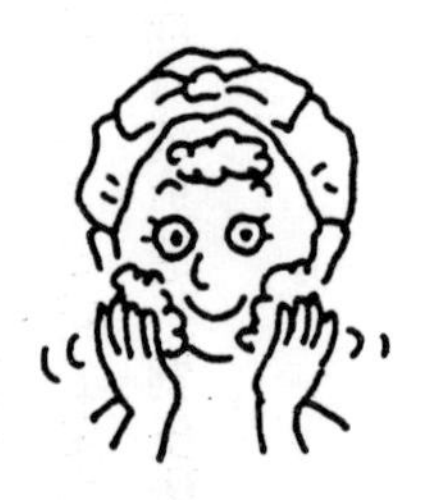

進行沖洗洗臉法後，利用剝皮劑按摩肌膚1分鐘。

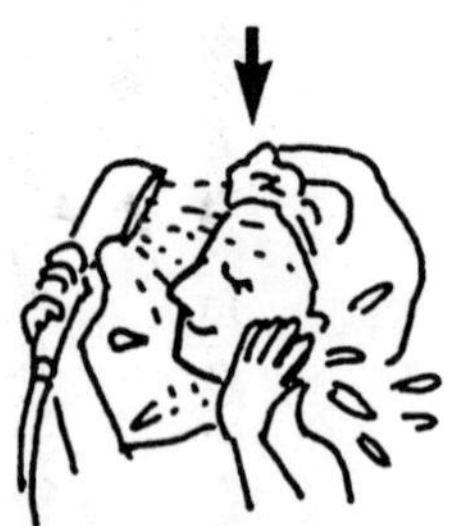

用25度左右的溫水沖掉剝皮劑。

(3) 去除面皰疤痕使用按摩膠按摩

提及肌膚護理，很多人都會想到按摩。的確，按摩能夠促進血液循環、提高新陳代謝，具有使肌膚復甦的效果。但是，按摩不見得對任可肌膚都能產生同樣的效果，在某些時期按摩面皰肌的話，會造成反效果。

例如，對第0期的肌膚按摩時可提高皮脂的分泌，反而使毛細孔易受阻塞。第1期～第3期的纖細肌膚一旦按摩時，這些刺激會使面皰惡化。

進行按摩能夠達到效果的是健康肌膚及第4期的凹凸面皰疤痕。面皰的第4期肌的重點是要提高新陳代謝，使肌膚更新，因此應該要積極按摩。

對於自然肌膚的按摩，一般會使用油，但是按摩油很難去除。爲了去除油而用力洗臉時，反而會導致肌膚乾燥。

此外，油容易進入眼睛和鼻子，必須注意。健康肌則因人而異，也許不會產生問題。如果是面皰肌，油分會阻塞毛細孔，引起更多的麻煩，並不適合。

因此，我建議各位使用按摩膠。因爲膠狀物質比較柔軟，適合按摩，同時是水溶性的，能夠輕易沖洗掉。

有些按摩膠中含有金箔。金箔按摩膠的按摩方法，能夠利用金箔達到剝皮效果，可以說是理想的按摩法。

此外，不塗抹按摩劑，而在利用保鮮膜敷面之後，先靠自己的汗進行按摩的方法也不錯。但是因爲大量流汗，所以不能長時間按摩。

以下說明使用按摩膠的按摩法。

〈按摩方法〉

※準備金箔按摩膠或按摩用的按摩膠，以及二張廚房用的保鮮膜。

①將金箔按摩膠或按摩用按摩膠適量塗於臉上。然後進行保鮮膜敷面，進行三～五分鐘。

②輕輕撕去保鮮膜，使用留在臉上的膠，用指腹輕輕地按摩，這時絕對不要用力摩擦肌膚，時間的標準爲三分鐘。

使用按摩膠的按摩

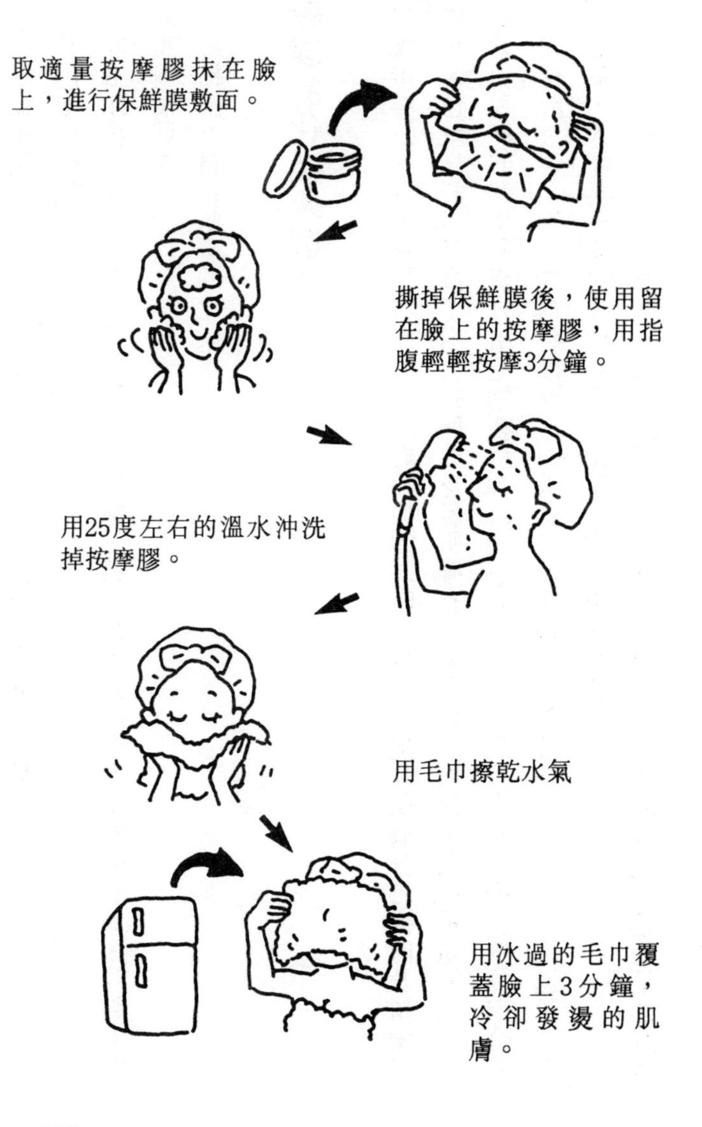

取適量按摩膠抹在臉上，進行保鮮膜敷面。
撕掉保鮮膜後，使用留在臉上的按摩膠，用指腹輕輕按摩3分鐘。
用25度左右的溫水沖洗掉按摩膠。
用毛巾擦乾水氣
用冰過的毛巾覆蓋臉上3分鐘，冷卻發燙的肌膚。

③按摩結束後，利用二十五度左右的水溫沖洗殘留在臉上的膠。
④利用毛巾輕輕擦乾水分。
⑤取出冰箱中冰冷的毛巾蓋在臉上三分鐘，藉此冷卻因按摩而發燙的肌膚、收縮毛細孔，調整肌膚狀況。
⑥塗抹適合自己肌膚的化妝水。

(4)錯誤的化妝水選擇

我所指導的沖洗洗臉法，在去除肌膚污垢的同時，也具有提高肌膚分泌機能及新陳代謝的作用。也就是說，是爲了引出我們的身體所擁有的最大自然力量，保持美麗的肌膚。

通常，我們的健康肌膚是由毛細孔所分泌的皮脂及汗、角質等表皮的一部分混合而成的「天然乳液」，因此能得到滋潤。因爲洗臉而使得天然乳液被沖洗掉，大約過了二十～三十分鐘，才能再分泌出天然乳液，使得肌膚恢復滋潤感。

但是洗臉後到天然乳液恢復爲止的期間，我們的肌膚呈現赤裸的狀態，這就是洗臉後要塗抹化妝水的理由。

因此，洗臉後的化妝水可說是肌膚恢復天然乳液保護膜之前的「保護層」，各位千萬別忘了。

基礎化妝品除了化妝水外還有乳液、保濕霜、眼霜、冷霜等，種類繁多。還有一些強調自然派的昂貴化妝品。利用昂貴的基礎化妝品每晚護理肌膚，也許各位認爲能夠得到很好的自然肌膚，但是這是一大錯覺。

洗臉後或就寢前充分塗抹這些乳液或乳霜類，的確能暫時使肌膚滋潤。

但是，這只是藉助化妝品的力量，並非肌膚本身產生的滋潤感。

我們的肌膚如果經常得到這些來自外界的乳液類，就會失去靠自己的力量分泌天然乳液的性質。就好像一直待在空調良好的室內，就無法靠自己的力量調整體溫一樣。過度保護身體就會形成一種依賴，最後就會出現「老化」現象。分泌力減弱的肌膚會形成皺紋、斑點、肌膚發黑等問題，因此絕對不能對肌膚過度保護。

面皰肌的人，皮脂分泌比普通人更高，因此，基本上洗臉後只要塗抹化妝水就夠了。

此外，如果部分乾燥或因季節而肌膚乾燥時，也可以塗抹乳液。絕對不要塗抹油分較多的冷霜，否則會阻塞毛細孔，反而使面皰惡化。

選擇化妝水時，不要被自然派等宣傳的字眼所迷惑。

市面上有許多加入蘆薈或絲瓜露等植物原料，顏色爲綠色系列，具有清爽香氣，讓人感覺「自然」的化妝水。

但是，對於過敏的面皰肌而言，最重要的就是香料和著色料、防腐劑等會成爲刺激，盡可能不要使用。不必選擇特別昂貴的製品，既然是每天使用的東西，也不會被包裝的顏色、形態或宣傳手法所迷惑，一定要仔細閱讀成分標示，選擇刺激性較少的化妝水。

此外，防腐劑較少的化妝水必須於開封後儘早使用完。不要一次購買很多。保存法是放置在低溫黑暗的冰箱中較理想。絕對不可以擺在陽光直接照射到的地方。

(5) 化妝與面皰——「你的面皰階段」別的注意點

經常護理，不會發黑，紋理細緻的自然肌膚，具有不亞於塗抹粉底的肌膚之美。尤期是十幾歲到二十幾歲的肌膚，原本就具有年輕的光輝，充滿魅力。因此，「不需要化妝品，只要磨練自然肌膚。」這是我的基本想法。

但是，一旦形成面皰時就不是如此了。為了遮蓋面皰而塗抹厚厚的油性粉底而形成濃妝。油性粉底會阻塞毛細孔，阻礙正常的皮膚呼吸或皮脂分泌，使面皰惡化，如此一來，化妝變得更濃了……，造成惡性循環。

形成面皰後，絕對禁止使用以油性粉底為主體的化妝品。

但事實上因為工作等各種情形而沒有辦法這麼做。因此，從次頁開始為各位列舉「你的面皰階段」別的化妝法注意點。

①化妝——第0期者的注意點

第0期的肌膚面皰還沒有形成，但是已經具備長面皰的條件。事態不容忽視，不要對肌膚造成負擔。外出時儘量不要化妝。

如果非化妝不可，則必須控制會阻塞毛孔的油性粉底的使用量。

即使利用卸妝劑卸妝，但卸妝劑的材料也可能成爲阻塞毛孔的原因。原本阻塞的皮脂應該要排出體外，但在當務之急時卻因爲粉底或卸妝劑阻塞毛細孔，就像火上加油般，因此絕對要避免。

面皰肌的人不要使用油性的粉底，應使用水溶性的化妝水型的粉底和粉撲較好。

因爲面皰肌而皮膚油膩時，如果只是撲粉應該容易上妝。但是這種撲粉化妝會使肌膚乾燥，乾燥肌者不要使用。用水溶性的粉底和撲粉、口紅和眼影、眼線等採重點化妝即可。對於第0期的面皰患者負擔較少，也是有效的化妝法。

切記，外出回來後一定要立刻卸妝。

②化妝——第1期～第3期者的注意點

其次介紹的是肌膚上已經長面皰，第1期～第3期者的注意點。

重點化妝較爲理想，與第0期相同。

這個時期面皰逐漸變紅變大而腫脹，可能想藉著髮型和化妝遮掩面皰，但這麼做反而會使面皰惡化，像這樣的人非常多。不要在碰到面皰的部分利用髮型、服裝、重點化妝等，儘量掩飾他人的視線。

但是，因爲工作的關係，或是參加結婚典禮，宴會等而必須化妝。

這時，在肌膚上塗抹粉底之前，最好在面皰上貼上剪成小片、已消毒過的膚色膠帶，膚色膠帶可於藥局購得。然後再擦上粉底。

這樣就能減少毛細孔的阻塞。但是，這個化妝法也會對肌膚造成負擔。除了必要的時間以外，回家後要儘可能趕緊卸妝。

第3期的面皰是引起感染症的時期，也是肌膚過敏最嚴重的時期，所以一定要極力避免刺激，禁止使用粉底。

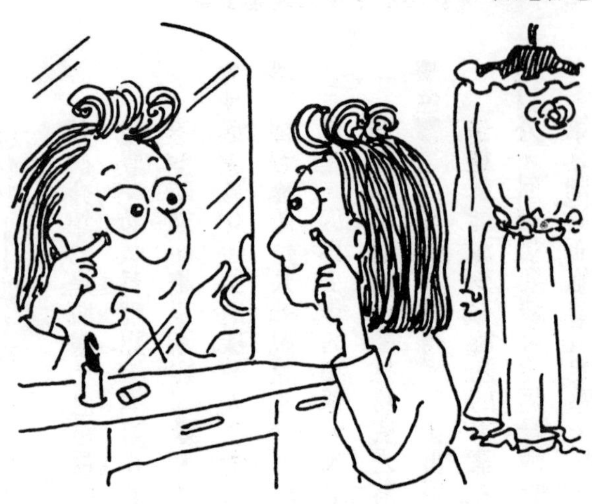

參加結婚典禮或宴會時，遮蓋面皰的緊急化妝法

③化妝——第4期者的注意點

到了這個時期，肌膚已經脫離過敏狀態，對於化妝的限制比較放鬆了。

可以使用粉底，但是最好慎重地選擇水溶性的化妝水型的粉底。

發炎症狀已經痊癒，不要再使毛細孔阻塞，否則先前的努力都白費了。

儘可能縮短使用粉底的時間。「用畢後立刻卸妝」是面皰肌化妝的基本要件。

排泄皮脂、呼吸是肌膚的基本機能，因此，最好保持自然的肌膚。

(6) 日曬對面皰不好

夏天曬成小麥色的肌膚，看似健康的象徵，但是事實上，日曬也算是一種燙傷、對於自然的肌膚而言，日曬具有最大的損害度。日曬會使肌膚老化，奪去肌膚的光澤，也會製造斑點、皺紋和雀斑，同時也成爲皮膚癌的原因。

希望得到美麗自然的肌膚，即使是肌膚健康的人也必須注意日曬的問題。對於纖細的面皰肌而言，日曬是大敵。如果真的體貼自己的肌膚，一定要排除萬難，處理日曬問題。

日曬的犯人是紫外線。紫外線一整年都從太陽照射到地球，其量會因季節的變化而改變。

在國內，紫外線量達到顛峰期是在梅雨時。下雨和雲較多的日子裡，很多人認爲不需擔心紫外線的問題，但是梅雨初晴的陽光比盛夏時節的陽光擁有更多的紫外線。因此，即使陰天時也會暴露在大量的紫外線中，六、七月就是最可怕的時期。

護理肌膚免受陽光之害最適合的方法就是不要曬太陽，但是不可能一整天待在沒有陽光的屋子裡，在屋外的時間要儘可能避免曬到太陽。白天必須外出時儘可能選擇紫外線較小的時間外出。

一天中紫外線最多的時間大約在上午十一點至午後二點。這個時間帶是高危險時間帶。

因此，紫外線較多的時間要儘量避免曬到陽光，對於纖細面皰肌的人而言，是比較理想的作法。

以上就是對應日曬的基本知識。

其次爲各位敘述「你的面皰階段」別的日曬注意點。

①日曬——第0期者的注意點

日常生活中，必須避免長時間直接照射到太陽，這個時期是大前提。不過第0期的肌膚還沒有出現發炎症狀，所以不過於神經質。

如果前往海邊或山上等日照强烈的場所，要遵守以下的注意事項：

不要讓肌膚馬上接受强烈陽光的照射，一定要慢慢地做好暖身運動，慢慢地習慣日光的照射。

日照强烈的上午十一時至下午二時要避免曬太陽。

使用防曬製品時，使用粉狀的較好。

②日曬——第1期者的注意點

這個時期比起第1期而言，肌膚更爲纖細，因此一定要避免强烈日光的照射。

準備到海邊或山上的人，爲了使肌膚習慣陽光，平時就要慢慢地使肌膚習慣陽光。

不過，在一天當中，日出和日落時陽光較弱，要從這個時期開始適應。時間方面：第一天十五～二十分鐘。第二天增加一倍，第三天爲三倍，慢慢地增加，讓肌膚充分習慣。但是一定要避免在日照强烈的上午十一時至午後二時進行。

進行了暖身運動後，到海邊或山上時就可以安心了。此外，千萬不要認爲「塗抹防曬油，讓肌膚曬成小麥色」是好的作法，因爲這樣會損傷肌膚，事後要護理就很麻煩了。

防曬品只能短時間使用。防曬乳或防曬油並不理想，最好選擇粉狀的防曬粉餅。最好使用陽傘或帽子防曬。

③日曬——第2期者的注意點

第1期的面皰當然要避免肌膚直接照射到陽光。第2期的面皰則應下意識地作日光浴。

從第2期進行到第3期是因爲附著在面皰上的細菌作惡所造成的。藉著陽光的紫外線殺菌效果，能夠擊退第二期肌膚的細菌。

雖說是進行日光浴，但是不能在强烈的陽光下暴曬，否則會引起肌膚的發炎症狀，造成反效果。最好選擇日出和日落陽光較柔和的時候進行。讓臉沐浴在旭日或夕陽中的散步運動，對肌膚健康非常有效。一天只要進行十分鐘就可以了。

一定要積極地進行柔和日光的日光浴。可是不能到海邊或山上接受强烈日光的照射。此外，如果到海邊或山上而塗抹防曬油或防曬乳，會使面皰惡化，最好藉著陽傘和帽子，保護肌膚免於强烈紫外線的傷害。

④日曬——第3期者的注意點

第3期的面皰當然不能到海邊或山上曬肌膚，因爲面皰在這個時候達到顛峰期。凹凸的面皰疤痕會留在肌膚上，或是迎向面皰的最終期、或是完全治癒等，完全決定於這個時期是如何度過的。因此一定要慎重行事。

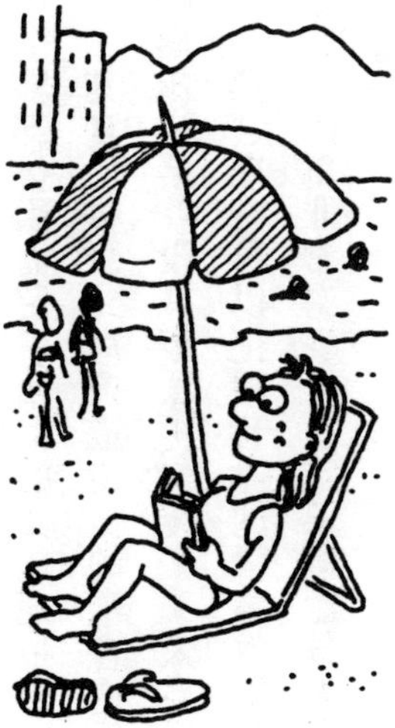

夏天到休閒地遊玩時，在通風良好的場所，僅止於吸收自然的新鮮空氣即可，必須避免直接照射陽光，選擇有陽傘或陰涼的場所。

即使周圍的人在海邊很高興地遊玩，可是：

「好不容易到南部的海邊來，一定想在太陽下遊玩。」

也許你會這麼想。但是第3期的面皰已經出現了，如果直接暴露於盛夏的强烈陽光中，臉部會因而留下凹凸的面皰疤痕。

其實往後想到海邊或山上的機會還很多。如果無法控制而使面皰極端惡化，恐怕嚴重的面皰疤痕就沒有辦法再修復了。太過嚴重的疤痕即使是專門醫師也沒有辦法完全治好。

第2期時可以把握日光的殺菌效果，進行清晨和黃昏的日光浴。但是到了第3期的面皰肌，因爲非常過敏，一定要避免日光浴，不能給予刺激，靜靜地度過這段時期是最好的方法。

⑤日曬——第4期者的注意點

第4期不必特別考慮日曬的問題。

就好像面皰還沒有長出來的時期一樣，可自由地到山上或海邊去玩。

也可以使用防曬製品，與第0期、第1期同樣地，最好使用防曬粉餅。

但是，絶對不要驟然曬太陽或塗抹防曬油。

過度的日曬會使皮膚的角質增厚，形成容易長面皰的狀態。如此一來，好不容易痊癒的面皰，因爲毛細孔再度阻塞，又會回到第0期，一定要注意。

(7) 運動與面皰

參加學校的運動社團或是在職業運動中活躍的選手，有很多面皰惡化的例子。藉著運動鍛鍊身體、提高新陳代謝，當然能夠幫助健康，應該積極地進行。但是對於面皰肌而言，運動的影響不全是正面的。

大量流汗、塵埃、砂石易堆積在臉上，同時在屋外直接照射日光，對肌膚造成的損害非常大，可說是具備了容易長面皰的條件。

對肌膚損害的代表就是汗和塵埃所造成的污垢。户外運動與室內運動相比，只要看運動服骯髒的程度就可以知道。户外運動造成了砂石、塵土和泥的附著，非常骯髒。當然，練習方式和其他條件也會造成影響。事實上，室內運動所造成的髒污並不亞於户外的運動。

這是因爲體育館中的空氣非常污濁。

體育館內如果有光照射進來，就會看到有無數的灰塵飛舞著。這些細小的灰塵藉著運動不斷地往上飛舞，而附著在被汗水弄濕的肌膚上，而成爲肌膚的煩惱。

例如，排球或籃球等，球本身沾了汗和灰塵，成爲細菌塊。在比賽或練習過程中，有時臉部會觸碰到球，不知不覺中就創造了易長面皰的肌膚。

從事運動的運動員，不論處於室內或户外，對於面皰肌而言，都是過度殘酷的條件。但是不必因此而停止活動。爲了避免惡化，只要進行次頁介紹的護理就可以了。

運動員的護理①——注意日光

參加國中、高中的運動社團，每天的練習可能在早晨或放學後，這個時間帶紫外線的照射量比較弱，因此對於日曬的問題不必太過神經質。但是休假日的練習，暑假的練習和比賽等，大多是在正午的强烈陽光下進行。

上午十一點到下午二點時間帶的日曬必須要注意，最好藉著帽子或太陽眼鏡等保護肌膚。此外，如果一直站在面對太陽的角度，一部分的肌膚會引起過度的曬傷。如果在陽光下作運動時，應儘可能更換面對太陽的角度，均勻地曬太陽。

運動員的護理②——休息時間要勤於進行簡易洗臉法

面皰肌者大約二～三小時肌膚就會骯髒，細菌開始繁殖。因此運動結束後或長時間持續運動時，休息時間一定要實行簡易洗臉法。

如果使用溫水，首先要將低刺激性的洗面皂充分揉搓起泡，好像包住整個臉似地清洗三十秒。這時手不要接觸到面皰的部分。然後再用三十度左右的溫水，利用除了拇指以外的手指，花三十秒的時間一邊拍打、一邊沖掉泡沫。

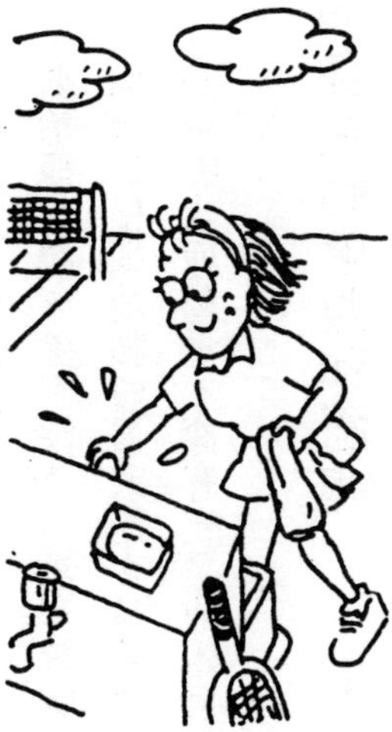

如果沒有熱水，也可以用冷水代替。

從事劇烈運動的人，除了臉以外，也必須擔心其他部位的面皰。如果讓汗自然乾燥，背部會出現嚴重的面皰，這種症例也很常見。

運動後能進行淋浴當然很好。如果沒有淋

浴設備時，要用清潔的毛巾將汗擦拭乾淨，更換新的內衣褲。

要治療面皰，除了注意清潔和日曬外，也必須要創造身體的抵抗力。如果是極端消耗體力或是容易導致疲倦的劇烈運動，會加速面皰的惡化。必須配合運動量，擁有充足的休息和睡眠，並攝取營養均衡的食品。

(8) 身邊的東西和面皰

面皰的主要對策之一就是不要感染細菌，所以要充分保持肌膚清潔。

平常所使用的手帕、毛巾、被套、枕頭套等直接接觸皮膚的用品，特別要注意清潔的問題，必須勤於更換。洗濯以後即使使用烘乾機處理，仍必須將洗濯品暴曬於陽光下，藉著紫外線的殺菌力發揮作用，就更有效了。

毛巾要選擇良質的棉製毛巾，擦臉的毛巾和擦手的毛巾要分開使用。上完廁所後擦臉的毛巾或手帕也不要和擦手的共用。

家人共用毛巾也不好。我們的肌膚上附著很多肉眼看不到的雜菌，我們對於自己所擁有的雜菌會產生抵抗力，但即使是同種雜菌，依細菌的宿主不同，强度和性質也會產生微妙的差距，因此，他人的雜菌附著在自己的肌膚上，可能會引起問題。

面皰對策中容易忽略的是手的骯髒。原則上絕對不要用手擠壓面皰，可是人在無意識中都會用手觸摸臉部，即使持續沖洗洗臉法，可是用骯髒的手接觸肌膚時，細菌仍會附著在面皰上。要養成經常用肥皂洗手的習慣。用肥皂洗淨雙手，可保護身體免於面皰及感冒等感染症。

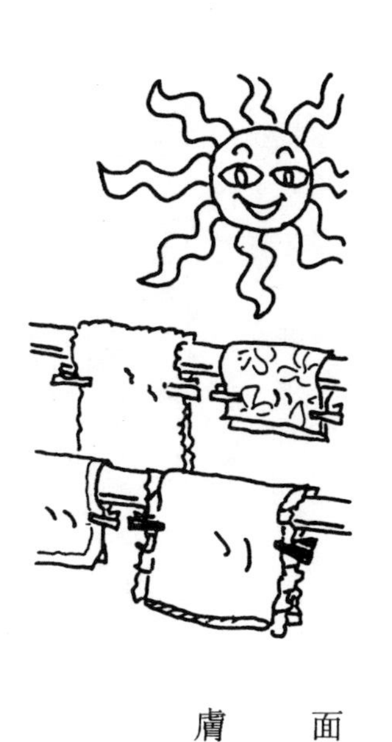

此外，要經常洗頭髮。頭髮的骯髒也會使面皰惡化。

殘留在頭髮上之潤絲精成分，會刺激肌膚，所以要減少潤絲精的使用量。

髮型的前提則是頭髮不可以遮住臉。

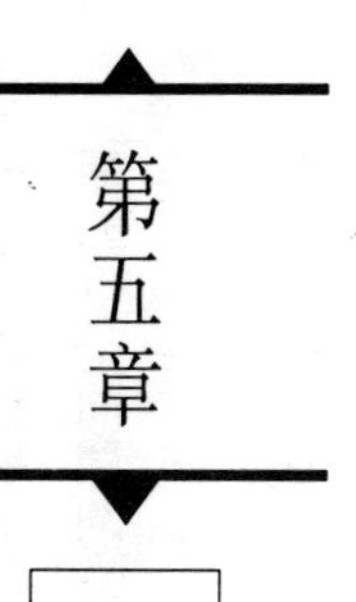

利用食物治療面皰

(1)從體內下工夫，避免製造面皰

面皰就好像森林火災一樣，只要撲滅初期的火苗，就能使被害程度抑制在最低限度。但是如果猶豫不決，喪失了最初的滅火時機，就會使森林大火不斷擴展，火勢不斷地增加，即使出動化學消防車或救火車也沒有辦法遏止火勢，最後只有等到它完全燒光。

面皰也是同樣的情形，如果在初級階段自己好好地護理，就可不留下任何疤痕而痊癒。

但是，一旦嚴重時，面皰發展到第4期爲主，就只能等待它「全部燒光」了。所以，初期的護理非常重要。面皰大約三個月内就會變得很嚴重。以專科醫生的眼光來看，本人發現較遲的例子非常多。

大部分的人在小火苗的時候放任不管。等到火勢一發不可收拾時，才慌張地警覺「唉呀，糟糕了」，才展現行動。

面皰對策，最好在最初的火苗時期就正確地處置。

因此，首先要知道自己面皰形成的原因（參照第一章），注意事項、正確的洗臉法（參照第三章）以保持肌膚清潔，同時也要具備以下即將叙述的不製造面皰的飲食知識。

利用每天的沖洗洗臉法去除污垢，具有直接效果，同時能給予肌膚刺激，提高肌膚原本具有的自然治癒力，具有長期效果。

飲食也具有類似的二種效果。

也就是説，不攝取使得面皰惡化的關鍵食物，具有直接效果，藉著正確的飲食提高免疫力，引出我們身體的自然治癒力，也是一種效果。

面皰光是依賴醫生或藥物展開短期決戰的治療方法是不太好的。最重要的是從自己的體內擊潰面皰。我們人類原本具有自然治癒力，具有不亞於藥物的效果，在成爲火苗的前階段，藉著正確洗臉及飲食的工夫就能治療面皰。

自然肌膚是健康的象徵，如果不健康，無法使肌膚發揮自然的治癒力。持續的肌膚煩惱就會使面皰之火不斷地燃燒。

正確的飲食是一切健康的基本，對於肌膚而言也不例外。即使購買昂貴的營養霜或含有維他命的乳液使用，可是未攝取蔬菜、水果，也無法産生效果。因爲我們的肌膚在普通狀況下是不可能從表面吸收營養的。能夠給予肌膚營養的，只有食物而已。

正確的飲食法有助於從體內根絕面皰的原因，降低面皰形成的機率。

(2) 你的飲食方式是否會使面皰惡化？

當我對患者說明飲食法對面皰的重要性時，

「我很注意飲食的問題呀！」

很多人會這麼回答。

但是，即使自己覺得很注意，可是卻有一些疏忽的地方，而使得效果減半。

正確的飲食法是一日吃三餐。但有的患者因爲忙碌而省略某餐不吃，或是即使注意飲食的問題，一天吃了三餐，但是飲食的內容是：早餐喝咖啡配麵包、午餐爲漢堡和可樂、晚餐則咖哩飯配啤酒，完全不攝取蔬菜，而且吃很多油膩的食品，這樣的飲食內容當然不及格。

咖啡、砂糖、可樂、啤酒等會使攝取到體內的礦物質及維他命的吸收不良。並不是要各位每天吃高級的料理，即使價格不是很昂貴，也要吃對身體有益的良質食品。

食物並不是用來填飽肚子就可以了。如果因爲這些食物內容而認爲「一天三餐已經好好地吃」而感到安心的人，首先一定要培養關於基本營養的知識，才是先決條件。

治療面皰的飲食必須重質不重量。

但是，對於食物的意識較高的人，聽說蔬菜對面皰有益而三餐的飲食都極端偏好於蔬菜的攝取。

然而，偏食無法攝取必要的營養，反而會降低抵抗力，使得面皰更形惡化。

蔬菜中的確含有很多維他命，但維他命B_1等在豬肉中含量較多。

談及肉類，大家首先想到脂肪，因此認爲會使面皰惡化，但事實並非如此。是否成爲面皰的關鍵，在於體內消化吸收時轉換爲何種物質，所以不要以偏蓋全。同樣是肉類，脂肪的含量多寡差距很大。

所以，一定要均衡地攝取飲食。

此外，很多年輕女性光吃生菜沙拉，認爲這樣子就能「攝取足夠的蔬菜」而感到安心。

的確，蔬菜加熱後，維他命等會被破壞，可是相反地，有的蔬菜生吃時無法使營養素爲人體吸收。

應該如何調理，才能使蔬菜中所含的營養素大量、有效地攝取到體內，都是我們必須具備的知識。

特意攝取蔬菜，當然要在最佳狀態下吸收。增加攝取到體內的維他命和礦物質的量，只要花點工夫就能辦得到。

吃蔬菜而覺得麻煩，有的人會利用維他命劑代替。感冒或疲勞時服用維他命劑的確能產生效果，但一直依賴維他命劑會造成問題。

我們從食物中不可能只攝取到某種營養而已。各種食物中所含有的少量成分在體內會產生相輔相成的作用而發揮效果，因此一定要攝取營養均衡的食品。

面皰的大敵便秘，與飲食生活有密切的關係。

某位便秘症患者吃很多東西時肚子發脹，因此減少食量，卻造成反效果。該吃的東西不吃當然會導致便秘，正如同錯誤的減肥法會造成便秘一樣。

想要認真地治療面皰就必須要進行根本的便秘對策才行（參照第六章）。

你覺得是否有符合項目呢?關於這些注意事項，接下來會爲各位詳細敘述。要檢查自己的飲食生活，一定要培養從體內治療面皰的技術。

(3)對面皰有好、壞影響的飲食

爲了熟悉治療面皰、不製造面皰的飲食法，就必須對於面皰有好、壞影響的飲食擁有正確的知識。

以下從Ⅰ到Ⅵ的分級制，說明食物對面皰的好壞（數字愈小表示對面皰愈好，數字愈大表示對面皰不好）。

以這個分級制爲基礎，就可以知道哪些食品對面皰比較好。

配合「你的面皰階段」，當成攝取飲食的標準。

對面皰有好、壞影響的飲食級數

※級數數字愈小，就是對面皰愈好的飲食；愈大的則是對面皰愈不好的飲食。

〈Ⅰ級〉

- 豆腐、納豆、豆腐渣
- 豆芽菜、豌豆
- 黃綠色蔬菜（胡蘿蔔、菠菜、小油菜、青椒、南瓜等）
- 蕈類
- 蒟蒻、香菇
- 海藻類（昆布、海苔、羊栖菜、海帶芽等）
- 阿戈飛魚、三線雞魚、捻線魚、鰈魚、鯡魚、小齒日本銀魚、真鱸、鯛魚、鱈魚、比目魚、黑鱸鮋、若鷺
- 肝臟（1個月吃1次）
- 脫脂奶粉
- 蛋白
- 漢方茶、健康茶、花草茶、礦泉水

〈Ⅱ級〉

- 黃綠色蔬菜以外的蔬菜
- 芝麻、葵瓜子
- 小米、大麥、稷、糙米、小麥
- 草莓、梅、西瓜、檸檬
- 鰺魚、沙丁魚、旗魚、正鰹、梭魚
- 海參
- 低脂奶

對面皰有好、壞影響的飲食級數

※級數數字愈小，就是對面皰愈好的飲食；愈大的則是對面皰愈不好的飲食。

〈Ⅲ級〉

- 馬鈴薯、芋頭、甘薯
- 銀杏、栗子
- 精白米
- 無花果、橘子、奇異果、梨子、甜瓜、鳳梨
- 赤鰤、鮭魚
- 蟹、章魚
- 豬肉、兔肉、鴨肉、野雞肉、小牛肉、嫩雞、豬瘦肉
- 烏龍麵
- 乳酸飲料、鬆軟白乾酪、純酸乳酪

〈Ⅳ級〉

- 柿子、芒果
- 銀鱈魚、虱目魚、秋刀魚
- 牛里脊肉、雞腿肉
- 義大利麵、蕎麥、通心粉
- 魚板、竹輪、魚肉山芋丸子
- 咖啡、紅茶、綠茶

對面皰有好、壞影響的飲食級數

※級數數字愈小，就是對面皰愈好的飲食；愈大的則是對面皰愈不好的飲食。

〈Ⅴ級〉

- 花生、杏仁、胡桃
- 香蕉
- 海鰻、鰻魚、鮪魚肥肉
- 鹹魚子、海膽、蟹黃、鹹鮭魚子
- 牛肉、豬肉、雞翅
- 麵包
- 乳酪
- 全蛋
- 魚肉火腿、魚肉香腸
- 人造奶油、（植物性油較多的）蛋黃醬
- 日本點心、果汁、清涼飲料、蜂蜜
- 砂糖、蜂蜜
- 麵

〈Ⅵ級〉

- 肥牛肉、肥豬肉、香腸、火腿、培根
- 奶油、豬油
- 西式點心、酒、巧克力、可可
- 蛋黃醬
- 食鹽、胡椒、芥末
- 咖哩
- 罐頭類
- 燻製品
- 即溶食品
- 速食品

(4)「你的面皰階段」別、飲食的注意點

掌握對面皰有好壞影響的飲食全貌之後，實際上要採用何種飲食法呢？以下配合「你的面皰階段」提出建議。

〈飲食——第0期者的注意點〉

第0期就是面皰還沒有形成的狀態，對於食物不必嚴格地檢查，只要避開Ⅵ級的食物，其他的都可以自由地吃。

〈飲食——第1期者的注意點〉

第1期時要積極控制動物性脂肪的攝取量，因此要避免Ⅴ級和Ⅵ級的食物，尤其是Ⅵ

級的酒會使面皰惡化，一定要禁止攝取。

吃沙拉的時候與其使用蛋黃醬和法式調味醬，還不如養成使用檸檬和醋醬油等的習慣、

這些工夫要持續到第2、3期。

Ⅲ、Ⅳ級的魚肉類可以吃，但是脂肪和含脂肪較多的皮部分不要吃，在第2期以後也是同樣的情形。

〈飲食——第2期者的注意點〉

第2期除了Ⅴ、Ⅵ級以外，第Ⅳ級的食物也必須要避免攝取，抑制皮脂的分泌。Ⅰ～Ⅲ級的食品也要避免用油炒或用油炸的方式處理。

〈飲食——第3期者的注意點〉

第3期是需要治療面皰的時期。治好發炎症狀之前，Ⅳ～Ⅵ級及第Ⅲ級的食物要極力避免攝取，這點一定要注意。在烹調法上下工夫，儘可能生吃或在新鮮的時候吃。

加工食品、用油處理過或口味較重者，在加工的過程中營養素受損，即使是一級的食品也不要吃。

調味方面，主要是使用醋醬油，要使用口味較淡的食品。檸檬、萊姆、柚子、昆布、梅肉、紫蘇、海苔、香草、小魚或小魚乾、柴魚片、芝麻、番茄、胡蘿蔔、洋葱、葱、薑、味噌等都可以使用，儘量在調味上花點工夫。

水果罐頭全都是糖漿爲主，一定要避免攝取。多攝取新鮮的應時水果。

〈飲食——第4期者的注意點〉

第4期的重點是迅速治療面皰疤痕，預防新的面皰。要製造新細胞就必須積極攝取良質蛋白質。如果是動物性蛋白質，與其吃肉還不如吃魚。植物性蛋白質方面以豆類製品最好。

身體需要維他命和礦物質，因此Ⅰ級的蔬菜類、海藻類和蕈類要多吃。必須避免的食物與第0期相同，只有第Ⅵ級的食物不可以吃。

以上爲防止面皰的基本飲食法。可配合自己面皰型態巧妙地搭配。

此外，Ⅰ級的食物在面皰還沒有形成前也要選擇良質的食物來吃。想要從體內與面皰絶緣，一定要積極攝取Ⅰ級的食物。

國人的飲食生活逐漸趨向歐美化，如果什麼都不考慮而任意攝取，可能會只吃飯和Ⅳ級以下的肉類食品。黃綠色蔬菜和海藻類、豆製品，以及以魚爲主的Ⅰ級飲食，是古代留傳下來的飲食文化。我認爲現在應該是重新評估對身體好之飲食文化的時期了。

(5) 含有β胡蘿蔔素的蔬菜汁對身體有效

β胡蘿蔔素在體內合成維他命A，具有保護肌膚、促進肌膚發育，以及提高對付細菌抵抗力的作用。

保護肌膚，給予對付面皰菌力量的β胡蘿蔔素，可說是從體力治療面皰最適合營養素。

如何做才能大量攝取β胡蘿蔔素呢？

β胡蘿蔔素大量存在於黃綠色蔬菜中。

其代表就是胡蘿蔔。

只要將胡蘿蔔切成條狀來吃就可以了。

咀嚼一條條的胡蘿蔔感覺上就像很健康，此外，也有人將胡蘿蔔或菠菜榨成蔬菜汁飲用。

但是，生食時的β胡蘿蔔素無法被腸吸收，即使攝取了，在體內也無法發揮威力。

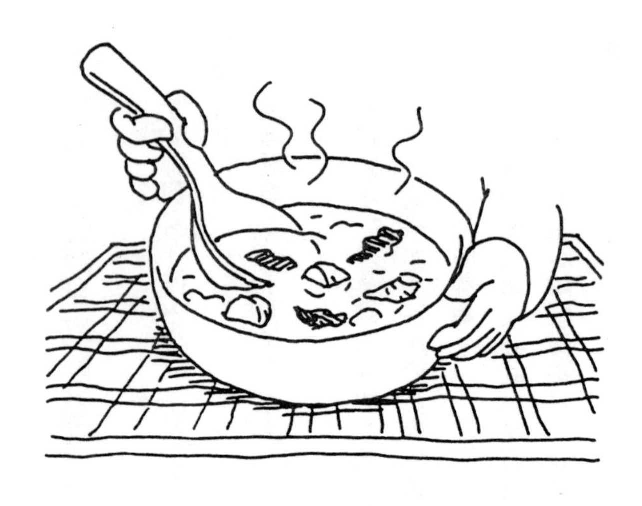

吃含有豐富黃綠色蔬菜的蔬菜湯

因此，與其生食或榨汁來喝，還不如用油炒菠菜或胡蘿蔔等黃綠色蔬菜。

β胡蘿蔔素在溶解於油的狀態下，與生吃時相比，身體的吸收率大爲提高，所以是非常合理的調理法。

拌炒的時候要縮短加熱的時間，使得因受熱而破壞的維他命減少到最低。

對於長面皰的人而言，要極力控制的攝取量。如果不使用油而將黃綠色蔬菜燙或煮來吃，會使重要的β胡蘿蔔素流入煮汁中。

所以我建議的方法是食用含有黃綠色蔬菜的蔬菜湯。

利用煮的方式就能提升食品的腸吸收率，而且可將湯全部喝下。營養素不會從食品中流失。與生吃時相比，能夠大量攝取。

蔬菜湯中儘可能放入多種蔬菜。平常會丟棄不用的胡蘿蔔葉、蘿蔔葉等，事實上含有很多營養，不要丟掉，全部洗淨切碎放入湯中一起煮。

看起來可能很難看，可是卻是充滿營養，含有β胡蘿蔔素的蔬菜湯。

(6) 提高免疫力的飲食

面皰對策之飲食中的重點，就是提高戰勝面皰的免疫力。

免疫力的關鍵在於維他命E。首先，就是維他命E能夠提升擊潰體內細菌的T淋巴球細胞的力量。此外，我們的細胞膜有能夠判斷「這是細菌」的感應器的作用。

但是細胞膜是由脂質和蛋白質所構成的，具有容易氧化的性質。

氧化是一種老化現象，一旦氧化時功能會立刻變得遲鈍。

維他命E能夠幫助防止細胞氧化。防止細胞氧化的抗氧化作用，使得身體的細胞保持青春，對於細菌能立刻產生反應。

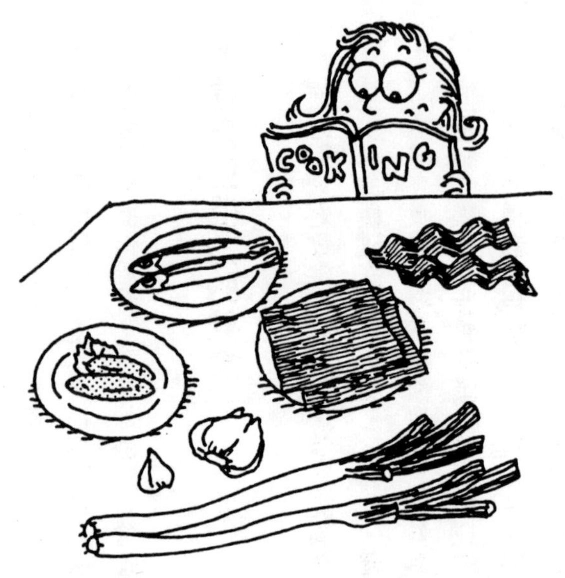

利用阿戈飛魚、海帶芽、海苔提高免疫力

面皰對策之一是攝取含有維他命E的食品，其代表食品就是煎茶。

不過煎茶含有咖啡因，喝得太多會刺激胃腸粘膜。

因此，想要大量攝取維他命E也不可以大口大口地喝煎茶。只是想要喝咖啡、紅茶或碳酸飲料時，最好用煎茶代替，對面皰比較好。

此外，維他命E在高亞油酸型的人造奶油、葵花油、玉米油中含量很多，不過這些食品含脂質較高，因此不建議面皰者積極攝取。

變通作法是：吃吐司的時候不使用奶油，而選擇高亞油酸型的人造奶油抹在麵包上，或是烹調時使用葵花油或玉米油等，在這些小地方花點工夫就可以了。

身邊的食品中含有豐富維他命E的就是鱈魚子、香魚、柳葉魚等。

維他命E和硒這種備受矚目的礦物質互相協調，就更能增强抗氧化作用。

也就是説，如果能夠一併攝取維他命E和硒的飲食，才是理想的飲食方法。

均衡地擁有這二種成分的食品就是阿戈飛魚。

前述的食物級數中，阿戈飛魚排入I級的理由就在於此。

此外，蒜和葱中的硒含量也很多。

即使維他命E和硒的含量很多，也不可能大量單品攝取鱈魚子或蒜、葱等。

與其單獨吃維他命和礦物質，還不如和其他營養素搭配攝取，才能產生效果。

因此，提升免疫力的基本飲食，就是意識到哪些食品含有較多的維他命和礦物質，均衡地攝取各種食品。

例外的是維他命E、維他命C、礦物質，以及能夠防止便秘的食物纖維等，都是能夠提升免疫力的食物。即以海苔、海帶芽、昆布等爲代表的海藻類。

海藻類對於偏食者而言非常有益，所以要經常加以攝取。

(7) 對於生菜沙拉的誤解、殺死維他命C的吃法

維他命C能夠提高對抗病原菌的抵抗力，修復受損的細胞，對於正在與面皰搏鬥的你而言，的確是强力同志。

維他命C在各種蔬菜和水果中都有，但是目前無法好好地攝取維他命C。

首先，必須要杜絕對於生菜沙拉的幻想。

一旦吃了生菜沙拉後，也許你會覺得對身體很好，而且可產生滿腹感。

但是成人一天所需的維他命C量，不是光靠萵苣等生菜就能夠輕易攝取到的。生菜沙拉中的萵苣幾乎不含維他命C。

最近，一些事先切好的蔬菜例如小黃瓜、萵苣或高麗菜等，以事先切好的方式被包裝販賣。可是維他命C在切的瞬間，就已經大量遭到破壞。且在同一個包裝裡放入生的小黃瓜、高麗菜等，使得條件更爲惡化。因爲這些蔬菜中含有會使維他命C氧化的抗壞血酸氧化酶。

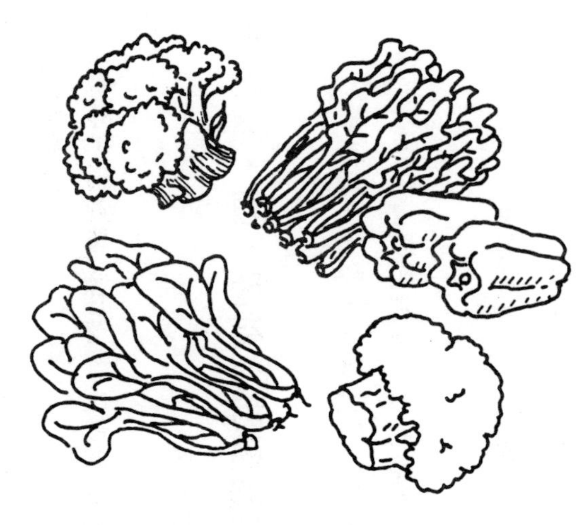

以上是含有豐富維他命C，對面皰有益的食品

也就是說，在這種狀況下，就算什麼也不做，放在那兒就會使維他命C大量流失。

很多人習慣提早將高麗菜等切好盛盤，但是這種切蔬菜的吃法就是殺死維他命C的吃法。先前也提過，，新鮮蔬菜汁會殺死維他命C，因此根本無效。

維他命C是水溶性維他命，能溶於水中。因此如果用水慢慢地清洗，或是爲了產生良好的口感而長時間浸泡在水中，會使維他命C大量流失。

除小黃瓜或萵苣、高麗菜等生吃的蔬菜之外，還有很多食物含有很多豐富的維他命C，從攝取維他命C的觀點來看，應該要注意這些食品。含有豐富維他命C的食品包括花椰菜，小油菜、菠菜、青椒、花菜等。這些食品略爲加熱後食用可以吃很多的量。且維他命C含有量原本就很多 連加熱時遭到破壞的維他命C一併計算，仍然可攝取足夠的維他命，因此應該加熱烹調。

另外，馬鈴薯或甘薯等由於澱粉的作用，能夠防止維他命C溶出，是非常耐熱的食品。

(8) 咖啡、酒、煙為何對面皰不好

人類面對承受較多精神壓力的生活時，可能就會想要喝咖啡、酒或抽煙。這些嗜好會形成刺激，對面皰不好。攝取到體內的嗜好對身體而言又會形成新的壓力。

身體承受壓力時所產生的變化，就是與面皰有密切關係的維他命C的消耗。先前敘述過，維他命C能夠增强身體的抵抗力，對於組織的修復而言也非常重要。對於受損的身體而言，維他命C非常重要，因此外科手術後要投與維他命C。也就是說，維

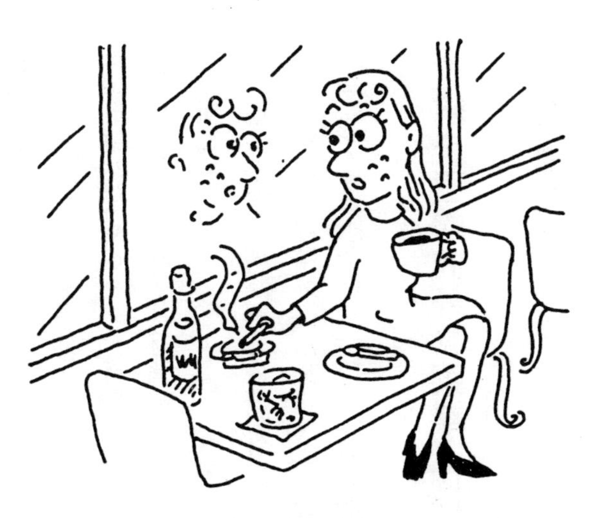

改善會大量消耗維他命C的習慣

他命C能夠幫助膠原蛋白這種蛋白質的合成，使得手術的傷口迅速癒合。

面皰對肌膚而言就是一種傷口。所以需要大量的維他命C使其癒合。在這個重要時期，因爲壓力浪費維他命C而使維他命C缺乏時，當然會使面皰惡化，無法痊癒。

爲何在感受到精神壓力時身體會消耗維他命C呢？這是因爲當我們感受到壓力時，副腎皮質荷爾蒙系的荷爾蒙功能旺盛，這個作用會消耗血中的維他命C。

此外，吸煙也會消耗維他命C。

酒和咖啡一旦攝取到體內時，會增加維他命C的消耗量。因此這不算是精神壓力，而是嗜好品本身對身體而言形成一種壓力，消耗了維他命C。

除了消耗維他命以外，咖啡、煙、酒對於面皰的害處，會成爲一種「毒」進入體內，使得肝臟功能減退。一旦肝臟的處理能力減退時，皮脂腺的皮脂分泌提高，就會加速面皰的惡化。此外，肝臟具有的解毒作用減弱，肌膚對付細菌的抵抗力減退，對於面皰而言是雙重損傷。

這些平常可消除壓力的嗜好品對面皰而言卻非常不好。如果所過的生活必須要承受壓力到不得不依賴嗜好品的地步，一定要設法改善。當然，改變生活如果很困難時，就必須多攝取含有維他命C的食品，以彌補消耗掉的部分。

(9) 防止面皰的外食菜單選擇法

對面皰罹患者而言，理想的飲食當然是以蔬菜、海藻和魚類爲主，食品項目增多，求取營養均衡的飲食。所以最適合的就是家庭料理。不要選擇罐頭食品、速食品或市售的配菜等，應選擇新鮮的素材買回來自己做，口味儘量淡些。

外食和市售的便當則完全相反，菜單是以肉爲主。

很多人爲了減少烹調的時間或降低成本，或爲了使外觀好看，大多使用能夠迅速做好的油炸食品料理，口味方面則比較重。蔬菜幾乎只是點綴的高麗菜而已。這些都是會使面皰惡化的條件。

最不好的一點就是以肉類爲主吃油炸食品，而且口味較重時，就會吃很多飯，變成吃得過多。習慣這些食物後，對於十幾歲、二十幾歲的人而言，恐怕口味較淡的食物已經無法滿足他們了。

養成這種飲食習慣之後，對身體而言，不喜歡吃良質的食品，而只想到「想吃愛吃的東西」，就會造成偏食。像漢堡或洋芋片、可樂等都變成偏食時的攝取對象了。

較常外食的人，必須靠自己的意志拒絕偏食的誘惑，選擇菜單時要考慮「對身體而言，什麼東西才是良質食物」。

因爲外食而容易缺乏的就是牛蒡或胡蘿蔔等根菜類，羊栖菜和海帶芽等海藻類，香菇和金菇等蕈類。這些物質中含有維他命、礦物質、纖維質等面皰對策不可或缺的營養素，一旦缺乏時會造成困擾。

點菜之前先仔細看菜單，發現了以上的食品時，就趕緊點一道來吃。

市售的配菜也有一些是煮羊栖菜或牛蒡沙拉等，即使稍微超出預算，也要選購一項。

外食或市售便當大多是以油炸食品爲主。儘可能不要選擇這些菜單。如果無法辦到或和別人一起吃飯時，可對他們說「我現在限制脂肪攝取量喔！」不要攝取脂肪。畢竟對你而言，治療面皰才是大事。

飯後如果喝紅茶或咖啡，會造成熱量攝取過多，一定要控制砂糖的攝取量。儘量忍耐不要吃甜點、蛋糕等。

對面皰患者而言，咖啡和紅茶等不加砂糖飲用是常識，但是黑咖啡或是直接喝的咖啡和紅茶對於長面皰的人而言，會加强對胃的刺激，所以一定要加一些奶精，才能緩和對胃的刺激。

雖然知道外食對面皰不好，但是有時無法避免，爲了擊潰面皰，有以下必須實行的要點。

首先是吃麵類時，與其點拉麵類，還不如選擇烏龍麵和日本蕎麥麵等，菜碼方面則選擇海帶芽等海藻類。

平常不吃海藻的人，一定要加强印象「這些對面皰很好」、「對身體而言這些是必要的」，選擇良質食物來吃，養成好的飲食習慣。例如，海帶芽等原本就是味道不錯的食物，吃起來應該不會覺得很辛苦。

此外，不管是吃何種料理，一定要點一道沙拉。這時不要忘了加一句話「不要淋調味醬」。

吃炸魚要淋調味醬時，也不要忘了加一句「對不起，只要淋英國辣醬油」。

飲食注意事項中最重要的基本項目是，外食時的餐後一定要用餐巾紙擦淨口唇周圍。外食會攝取很多油膩料理，口唇周圍如果沾著油，無意識中用手摸到油而再接觸臉部時，會使面皰惡化。

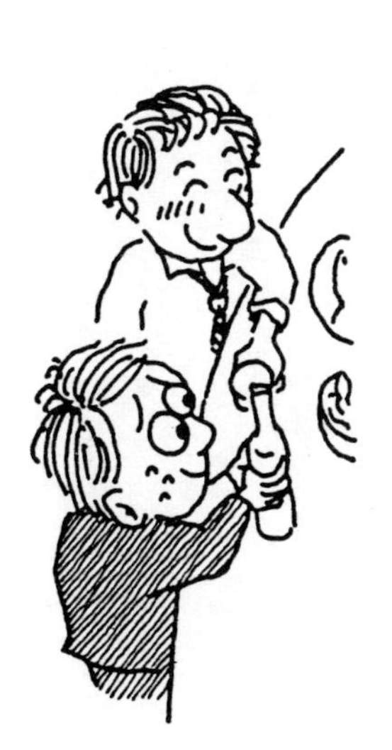

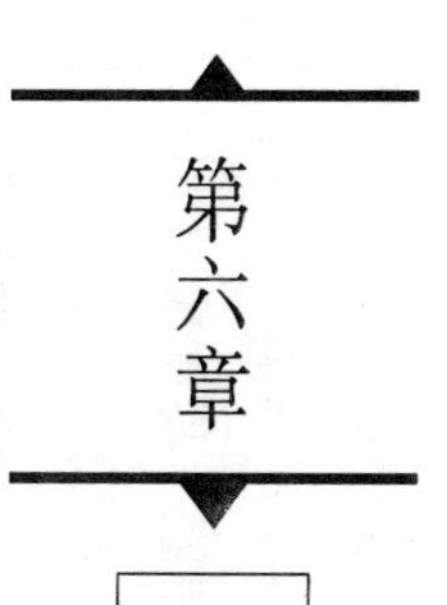

治療面皰的大敵·便秘的秘訣

(1) 利用食物治療便秘

有很多女性因爲便秘而感到煩惱，便秘對面皰而言是大敵。

便秘包括腸無法充分活動而引起的弛緩性便秘，以及下痢後所引起的緊張性便秘。與面皰關係密切的就是容易慢性化的弛緩性便秘。

一旦便秘時，腸中的內容物長期停留，腸中的內容物最後腐敗，有毒的腐敗細菌充斥於腸中。肝臟拼命想要加以解毒，但是因爲量太多而趕不上，這時毒素就會朝肌膚前進。這個刺激會使面皰惡化。

因此，當排便停滯時，失去出口的老廢物會聚集在皮脂腺附近，使皮脂的分泌增加、面皰惡化。因爲便秘而情緒焦躁，造成精神的壓力，身體的抵抗力減弱，也會使面皰惡化。所以便秘對於面皰而言的確是大敵。如果不治好便秘，可能永遠無法脫離面皰的夢魘。

長面皰的人與容易長面皰的人，如果有便秘傾向，首先要積極建立便秘對策，治療面皰，避免面皰的形成。將體內的老廢物完全清掃一空，使身體內側保持乾淨才行。

慢性便秘患者中，有的人經常依賴瀉藥，但是即使能藉著藥物排便，也只是暫時性的。最糟糕的情況是，習慣服用藥物時，身體本身會養成對藥物的依賴性，無法靠自己的力量正常排便。藥物只能暫時使用，已經養成習慣的便秘要靠自己的力量治療。

便秘是經口攝取的食物，所經過之旅途的終點發生了問題，與飲食生活有密切關係。也就是說，飲食生活正常就能治療面皰，同時也能與面皰絕緣。

本章爲各位叙述與面皰大敵——便秘絕緣的方法。

(2) 極端減肥導致便秘

一些擁有頑固便秘的患者中，有的是極端減肥的人。

「爲什麼減肥會造成便秘呢?食量減少應該不容易造成便秘呀……」

有的人想不通其原因。

的確，有便秘傾向的人如果大吃大喝，也許會認爲在腸積存更多的食物而腹部更爲膨脹。

但事實上完全相反。

減肥的人食量較少，因此腸的內容物沒有辦法達到必要量，而造成排便不規律。應該排出的東西没有辦法排泄。因此，想要健康地排便就必須攝取必要量的食物，這一點非常重要。

選擇對身體好、低熱量的食物來吃，才是不會導致便秘的減肥基本方法。到底吃什麼比較好呢?選擇能夠促進排便的高纖維質食品才是上策。具體而言就是海藻類、蕈類、水果、黃綠色蔬菜、豆類、蒟蒻、牛蒡等。

尤其熱量爲零，纖維質較多且含有豐富維他命的海藻類、蕈類、蒟蒻等，是能夠對付面皰、減肥、便秘的食物，每天吃較好。此外，羊栖菜、昆布等海藻類、香菇、金菇、滑子菌等蕈類，含有豐富的維他命、礦物質。減肥時容易導致這些營養素缺乏，所以一天應該要攝取這類食品二百公克左右。

即使減肥成功而瘦下來，慢性的便秘會使面皰惡化，使體調崩潰，看起來一點也不美。所以減肥不能只注意體重的數字，應該要注意整個身體的體調。

(3)利用一天二公升的水治療便秘

構成身體的物質中，量最多的就是水。水占成人男子體重的百分之五十五，成人女子體重的百分之六十，也就是說，身體的一半以上都是水分、如果喪失百分之十的水分，生命就會面臨危機，失去百分之二十，就會失去生命。

體內所含的大量水分，每天都很活躍。體內進行化學反應全都要使用水分，營養素的吸收、運送，新陳代謝的進行，老廢物運送到體外使血液乾淨，以及藉著尿和汗等維持穩定的體溫，所有的場面水分都很活躍。水分雖然不是特別的營養素，卻是我們維持生存不可或缺的物質。

皮膚大約百分之七十都是由水分所構成的。對於美麗的肌膚而言，是否擁有足夠的水分是非常重要的一環。水分不足時，新陳代謝無法順暢進行，當然就沒有辦法防止面皰了。

這麼重要的水在許多人體內卻有不足的現象出現。雖說是失去水分，不只像意外事故或是動手術大出血的情形。身體的水分不足，在我們的身邊經常出現。

例如，不吃早餐而直接去上班、上學，你應該也有這樣的經驗吧！我們的身體在夜晚睡覺時，會因爲汗（不感蒸泄）而流失大量水分。也就是說，清醒時，即使是健康的人也會出現輕微的脫水症狀。

因爲汗而流失水分，就必須要補充水分，至少要維持正、負等於零的狀態。很多人卻忽略了這個基本要件。

早上什麼也不吃，不攝取水分就離開家，午餐時又什麼也不吃，對身體而言會造成很大的負擔。

即使再忙碌、再沒有食慾，早上至少必須攝取水分後再出門。此外，午餐、晚餐絕對不要急急忙忙地吃完，要慢慢地一邊喝茶或水，一邊用餐。

人體內一天大約有二～二·五公升的水分成爲尿、糞便和尿液排泄掉。進入體內的水分包括飲水和食物中所含的水分，及體內經由化學合成而形成的水。

普通人一天攝取食物中的水分爲〇·八公升，體內進行化學合成所形成的水分爲〇·三公升。也就是說，很多人體內一直沒有辦法取得水分的收支平衡。

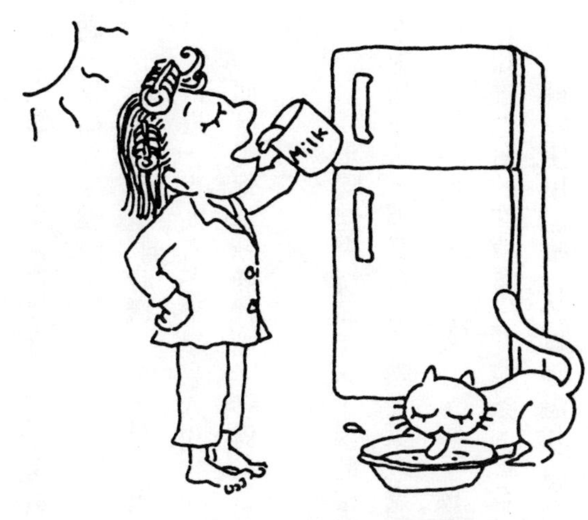

早上喝一杯溫開水或低脂奶

爲達到平衡，一天至少要飲用一公升～一·五公升的水。

便秘的人大多是腸中的內容物很硬，想要排出體外需要更多的水分。此外，因爲減肥而導致便秘的人，從食物中攝取的水分量減少，所以一定要攝取更多的水分。

標準是一天要攝取二公升的水分。如果一杯水是二十cc，則必須要喝一百杯水。一定要下意識多攝取這些量的水。

要治療便秘，也要有攝取水分的秘訣。

重點是早上第一次攝取的水分。先前敘述過，早上會有輕微的脫水症狀，而且不只是頭腦，連腸和胃都剛睡醒。

所以，就好像對自己的身體說「早安！」

一樣，可以喝一杯溫開水或一杯低脂奶，一飲而盡。

人類的身體在食物進入胃中後就會察覺到「呀！活動的時間到了嗎？」而腸開始蠕動，進而產生便意。

不要忽略這個時機。每天早上實行就能養成排便的習慣。

最近，市面有各種礦泉水出售，可輕易地喝到美味的水，可多加利用。水的熱量是零，而且可促進新陳代謝，多餘的部分會排泄掉，所以不必擔心會喝得太多，可以安心飲用。

由於水喝起來淡而無味，因此很多人會改喝清涼飲料或咖啡，或以酒代替水，這都是不對的作法，因爲會造成熱量攝取過剩，對肝臟造成負擔，反而對面皰造成不良的影響。

如果要補給大量的水分，除了礦泉水外，也可以使用健康茶或漢方茶。含有豐富礦物質和維他命的艾草茶、花草茶、蕺草茶等健康茶最適合。煎茶雖然很營養，但是要大量飲用，最好使用這些對於胃腸溫和的健康茶，比煎茶更好。

(4) 防止便秘的「踩自行車體操」

正確的飲食對便秘而言非常重要，也不要忘了適度的運動。養成健康排便的習慣，才能使腸的蠕動旺盛。

游泳或爵士舞蹈等全身運動能使身體活性化，當然能有效地預防便秘。

實際上有便秘煩惱的人，如果要產生即效性，應該要鍛鍊腹肌才是捷徑。在家庭中能夠鍛鍊腹肌的「踩自行車體操」是有效的方法。

晚上洗完澡身體柔軟後，進行這個體操將更有效。

作法如下：

〈踩自行車體操的作法〉

①仰躺在地板上，頭部放鬆，調整呼吸。

騎自行車體操

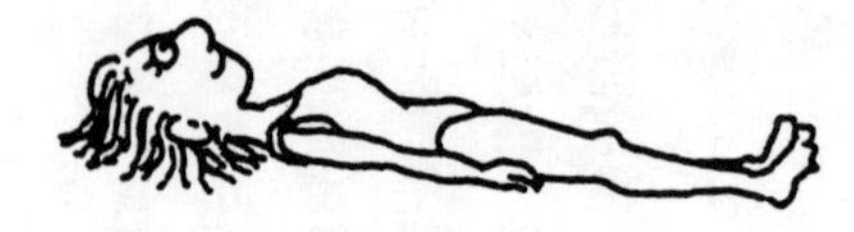

仰躺，頭部放鬆，調整呼吸。

雙肘貼於地面，雙手叉腰，從臀部到足垂直上抬。

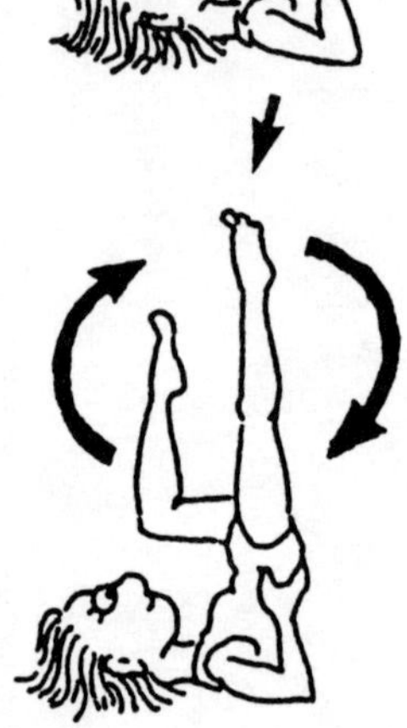

以騎自行車的要領，足在空中旋轉。足上踢時需用力，左右足各踩20次，然後放下雙足。反覆進行2次。

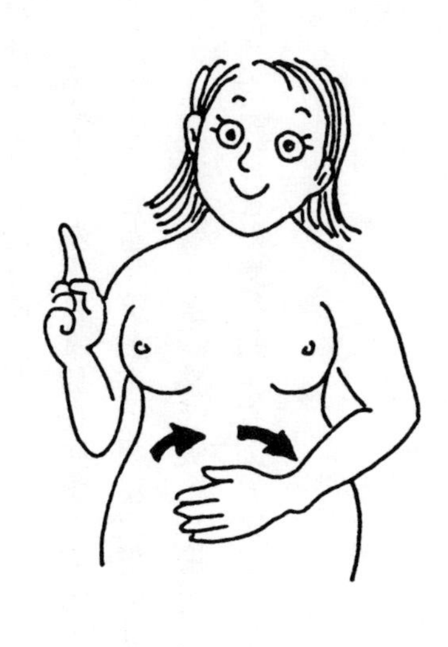

左手手掌置於肚臍上方附近，慢慢地按壓，並且以肚臍爲中心，依順時針方向一邊畫圓一邊按摩。

②雙肘貼於地面，雙手左右插腰，從足部到臀垂直上抬。與其依賴手的力量，還不如依賴腹肌支撐足。

③以踩自行車的要領，雙足在空中旋轉。重點是足往上踢時要用力。

④左右足各踩二十次，然後放下足調整呼吸。

⑤以上動作反覆做二次。

⑥仰躺，放鬆全身的力量，調整呼吸。

每天持續進行這個體操能鍛鍊腹肌，使得遲鈍的腸運動再度活潑，治療便秘。

這個踩自行車體操可以搭配腹部按摩一併進行，更能產生效果。按摩最好在踩自行車體操前，也就是洗澡時進行較有效。

作法是：左手手掌放在肚臍上方附近，慢慢地壓，同時手伸向右脇腹。接著好像在腸上畫圓似地通過肚臍上方，朝左脇腹前進，以肚臍爲中心，以順時針方向畫圓按摩。

這個按摩要一邊調整呼吸，一邊慢慢地進行。配合手的動作，當腸的運動活絡時，阻塞的內容物會慢慢移動，有助於第二天早上的排便。

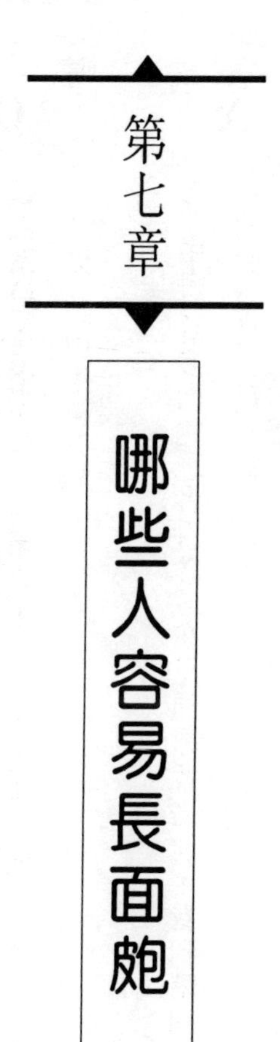

第七章 哪些人容易長面皰

○面皰會遺傳嗎？

Q 五年級小學生的臉上開始長面皰，愈來愈嚴重。父母說：「我們家是會長面皰的家族系統，沒辦法。」事實上，父親臉上有很多面皰疤痕。難道絕對無法治好嗎？（16歲・男・高中生）

A 診所中有許多面皰患者看診，在見到患者之前，看到陪同前來的母親，就知道患者的面皰是否爲重症疾病。

因爲母親的肌膚有很多面皰疤痕。結論就是，面皰的確與遺傳有關。

雖說遺傳，並非指面皰會透過遺傳因子由父母遺傳給子女，而是容易長面皰的肌膚和體質會遺傳。

我們的肌膚由橫剖面觀察時，就好像三角形的磁磚組合似地。磁磚的中心部成爲小高丘的部分（皮丘）有汗孔會排出汗液，磁磚與磁磚的接縫處溝的部分（皮溝）有毛細孔會分泌皮脂。

汗從皮丘上方滲入毛細孔，汗的水分和皮脂的油脂混合而形成皮脂膜保護肌膚，事實上是非常完美的組合。

我們的皮膚非常薄而細緻。皮脂膜就是用來保護柔軟的皮膚，避免强烈日光、風、塵埃、化學藥品及污染、空氣等的刺激。

皮膚磁磚的大小，是一個一個小磁磚聚集在一起，磁磚間接縫溝較淺的肌膚就是「紋理細緻」的肌膚。

相反地，磁磚的大小不規則，而是較大、能夠看到毛細孔的肌膚，就是紋理較粗糙的肌膚。

容易長面皰的肌膚，就是屬於紋理粗糙的肌膚。紋理粗糙的肌膚的皮脂分泌較多。這種肌膚稱爲面皰肌，面皰肌看起來有點油膩。由於肌膚的性質會遺傳，所以如果父母是面皰肌，子女當然可能也是面皰肌，也容易長面皰。

但同一個人的臉上，依部位不同，紋理也不同。

例如，鼻頭和其周邊、臉頰、太陽穴、額頭周圍的紋理比較粗糙，都是比較容易長面皰的部位。

額頭和鼻子周圍稱爲「T區域」，下巴和太陽穴稱爲「U區域」，肌膚的紋理粗糙，是容易長面皰的危險地帶。也就是說，T加U區域是容易長面皰的場所。

除了面皰肌以外，容易長面皰的體質，也可能由父母遺傳給子女。

例如，吃同樣的食物，有的人皮脂分泌較高，有的人較低，皮脂分泌愈高愈容易長面皰。也就是說，從父母那兒遺傳這種體質的人就容易長面皰。

原本我們的肌膚一旦皮脂分泌增高時，來自內側的壓力增高，毛細孔擴張，當然肌膚的紋理較粗糙。因此，面皰肌的人＝皮脂分泌高的人。

遺傳上之面皰，其特徵有以下三點：

①肌膚的紋理粗糙

這就是先前所叙述的面皰肌的問題。

②面皰呈波狀起伏

並不是只長一顆，而是像波浪般形成很多面皰。這就是遺傳的面皰特徵。

③在較早時期發症

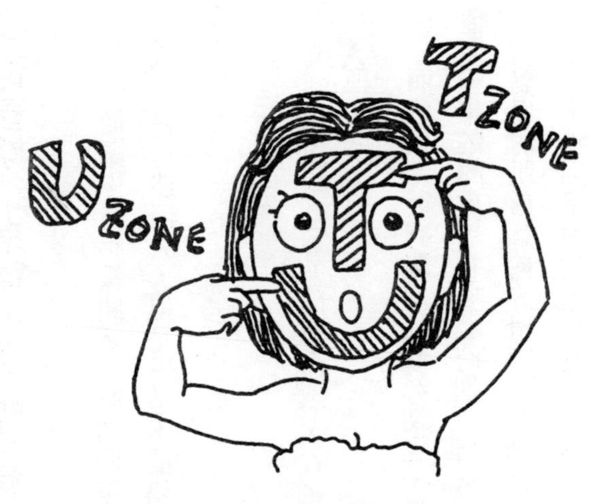

T區域和U區域為何容易長面皰呢？

遺傳的面皰形成的年齡較早。有的人甚至就讀小學高年級時就出現了。最近有的人過了二十歲以後還會長面皰，這時並不是遺傳，而是第一章所敘述的生活習慣所造成的原因。

如上所述，面皰與遺傳有密切的關係。但面皰不會因爲一個原因而引起，是因爲一些條件重疊而發症。因此，即使是遺傳上容易長面皰的人，如果沒有其他不良條件重複出現的話，也能充分預防面皰。

知道自己容易長面皰，就要改善成爲面皰原因的生活習慣，多努力就可以了。

以往面皰的對策是如何治療，今後的時代是如何自己預防面皰。

○青春期結束後，面皰就會自然消失嗎？

Q 從國中一年級開始，臉頰到下巴長了嚴重的面皰。聽說面皰到了一定的時期之後會自然消失，但是難道不能儘早痊癒嗎？很擔心會留下凹凸的面皰疤痕。（17歲·女·高中生）

A 「面皰是青春的象徵」，在國中、高中時代，也就是青春期，就是容易長面皰的年齡。

面皰與年齡有關，其顛峰期在十幾歲的時候。但是嬰兒的肌膚不會長面皰，即使是正值面皰年齡的你，在嬰兒時期也擁有不知面皰爲何物，光滑柔潤的肌膚。

嬰兒的肌膚爲何光滑呢？其理由是嬰兒的皮脂線不發達。嬰兒的肌膚不會分泌皮脂，因此無法找到張開的毛細孔，也無法看到泛著油光的嬰兒的臉。

皮脂具有保護肌膚的作用，在人類的進化過程中，因爲體毛喪失，必須利用皮脂保護脆弱的肌膚。皮脂分泌較少的嬰兒的肌膚非常地纖細，不會長面皰。但是像嬰幼兒濕疹等，因爲一些刺激就可能立刻出現斑疹或發紅的現象。

嬰兒的肌膚有很多微管血，因此營養能送達肌膚各處，擁有滋潤的肌膚。此外，乳頭形成給予肌膚彈力的作用，也能充分發揮效果使肌膚充滿彈力。隨著年齡增長，肌膚彈力喪失，就是因爲乳頭形成的力量像用舊的彈簧一樣，已經鬆弛所致。

我們的身體經過嬰兒時期不斷地持續發達，迎向青春期。青春期是嬰幼兒期不會分泌的性荷爾蒙功能開始旺盛分泌的時期。這個性荷爾蒙的功能會造成第二次性徵的出現。

性荷爾蒙分爲男性荷爾蒙及女性荷爾蒙二種，男女都會分泌兩種荷爾蒙。女性雖然分泌量比男性少，但是還是會分泌男性荷爾蒙。

青春期時男性荷爾蒙的作用旺盛，因此皮脂腺發達，滋潤肌膚的油脂成分分泌旺盛。在這個時期，肌膚也會從嬰兒的肌膚變成大人的肌膚。

皮脂如果只是滋潤肌膚則沒有問題，問題在於一旦阻塞毛細孔時，就會成爲面皰的原因。

到了青春期，體內的荷爾蒙產生激烈的變化，男性荷爾蒙與女性荷爾蒙都大量分泌，有時會造成平衡失調，這時皮脂會大量分泌而容易阻塞。

這時的面皰容易受到男性荷爾蒙的影響，較快的人在十歲左右就開始出現。然後面皰的勢力從十五歲開始緩慢地到達頂點。

男性荷爾蒙分泌的顛峰期在二十五歲以前。過了這個時期以後，體內的男性荷爾蒙的量減少，同時面皰也開始慢慢地痊癒了。

最近有些過了二十五歲的人仍然因爲嚴重的面皰而感到煩惱。這一型的人，其主要原因應該是第一章所叙述的生活習慣或過敏等問題，與年齡無關的其他原因所造成的。

也就是說，面皰不會在青春期結束後自然消失。

在身體的發達史上，青春期是一生中最容易長面皰的時期，但是不要投降。即使皮脂分泌較多，只要遵守日常的注意事項，就能治療並預防面皰。

相反地，如果這個時期面皰非常嚴重而放任不管，面皰就會大暴動，肌膚就會成爲古戰場似地，留下嚴重的面皰疤痕。

面皰的最初護理最重要。青春期時不僅身體處於容易長面皰的狀態，同時也是以後是否會留下疤痕的重要時期，因此，一定要好好地護理肌膚。

○男女何者較容易長面皰呢？

Q 從高中時代開始就有面皰的煩惱，面皰容易化膿、觸摸時覺得疼痛。據說男性比女性容易長面皰，難道這是男性的宿命嗎？難道只能放棄不管嗎？（19歲・男・大學生）

A 男性和女性相比，到底何者較易罹患面皰，答案的確是男性。其中最多的是十幾歲到二十幾歲的年輕男性。

第一章已敘述過，男性荷爾蒙會刺激皮脂腺，而容易引起面皰。以下詳細說明男女差、荷爾蒙和面皰三者的關係。

男性和女性的身體都會分泌男性荷爾蒙和女性荷爾蒙。血液中荷爾蒙含有量之比，女性的男性荷爾蒙比女性荷爾蒙是一比二。也就是說，女性體內的男性荷爾蒙量，爲女性荷爾蒙的一半。

但是男性的比例卻爲七比一。也就是說，男性所具有的男性荷爾蒙的量，爲女性所具有的七倍。

男性的肌膚比女性的更容易長面皰，這一點經由數字就可以加以說明了。

男性中以男性荷爾蒙較多的人較容易長面皰。我這麼說時，

「具有男性性格的人容易長面皰囉？」

有些年輕女性會有這樣的問題。似乎認爲男性荷爾蒙較多的人具有男性的性格。

答案是否定的。男性荷爾蒙分泌的多寡，與個人的性格是否像男性，完全無關。

但是，男性荷爾蒙的多寡，對於我們的身體會產生具體的反應。因爲皮脂的分泌增多，因此臉上會油膩膩的。體臭較强，也容易出現皮屑。

因此，有的人會認爲：

「我的男性荷爾蒙比較多，所以是屬於面皰容易惡化型。」

有這樣的自覺不錯，但是不能因此而放棄了面皰的預防與治療。

這些人更需要全力預防面皰。

女性方面，如果男性荷爾蒙較多的人，肌膚比較油膩，看起來瘦瘦小小的有點像男孩

子。當然並不是說他們的性格就像男孩。

關於荷爾蒙方面，還有很多現代醫學沒有辦法解明的部分。我們了解的特徵之一是，即使是微量荷爾蒙，也能產生很大的效果。如果體內荷爾蒙稍微失調，對身體就會造成很大的影響。

女性荷爾蒙之一的卵泡荷爾蒙能抑制皮脂分泌，具有滋潤肌膚的作用。

通常，在我們體內會大量分泌皮脂的男性荷爾蒙的作用，會由卵泡荷爾蒙加以溫和地抑制，形成絕妙的平衡。但是當平衡紊亂，男性荷爾蒙發揮强力作用時，皮脂的分泌急速增高，肌膚就形成面皰的危險地帶。

此外，如第一章所叙述的，在女性體內還有具男性荷爾蒙作用的黃體荷爾蒙，會刺激皮脂腺，這也與面皰有關。

女性的身體會分泌黃體荷爾蒙的顛峰時期，是在生理期前的一週內，因此，女性在這個時期容易長面皰。因人而異，有時在生理期中也會受到黃體荷爾蒙的影響。所以，自己在哪一個時期容易長面皰？對女性而言，了解生理和面皰的關係非常重要。

○什麼是過敏性面皰？

Q 額頭上出現紅色細小顆粒狀的面皰。在還不到二十歲之前出現，症狀時好時壞，無法完全痊癒。有人說這是「過敏性面皰」。（23歲·女·公司職員）

A 「過敏性的面皰」是我沒有聽過的說法。

一般而言，面皰應該是皮脂分泌增高，毛細孔出口狹窄而導致皮脂阻塞，阻塞的皮脂成爲食餌引誘細菌附著引起發炎所造成的。

也就是說，大部分面皰都是細菌所引起的感染症，只要保持清潔就能充分預防。但面皰中的確具有「細菌感染症說」無法說明的型態。

身處醫療現場，我實際感受了這一點。

我認爲最近引起面皰的原因，是細菌感染症及過敏性發炎二者合併而造成的。這個想法比較自然，也較容易說明。

此外，隨著年齡增長而形成面皰的人增加了。因爲過敏性的原因使得皮脂分泌急速增高。即使已脱離了最容易引起感染症的青春期，其後的時期即使長面皰也不足爲奇了。

此外，面皰會因爲地上紅外線量增加、沙塵弄髒肌膚、皮脂分泌提高的春季最容易引起。但最近在秋天季節變換時引起的面皰也增加了。

季節變化或氣壓變化、接近前線等影響，會使自律神經的平衡紊亂，這時我們的體內就容易引起過敏反應。使得身體免疫的指揮系統暫時紊亂。季節變化或氣壓變化等所引起的面皰，也許可用過敏說加以說明。

過敏性面皰，最近的面皰增加了這種特徵。

在此，我要說明的「過敏性面皰」則比較複雜。

例如，穿著素材不合的服裝而引起過敏，使得肌膚發紅。過敏的發炎症狀是皮膚變厚，毛細孔阻塞、皮脂阻塞，結果引起面皰。但是，我所說的「過敏性面皰」與這種皮膚過敏應該分開討論，與異位性皮膚炎也不同。

面皰可將其視爲是在毛根部的毛囊及皮脂腺周圍的發炎症狀。也就是因爲某種原因，皮脂腺和毛囊周圍出現過敏性和感染性發炎而形成面皰。過敏性發炎的原因是什麼呢？遺憾的是現階段仍無法了解。

最近，複雜的面皰出現了，但是不要放棄，你的肌膚只要不輸給這些過敏現象就可以了。

因此，要正確進行第三章所敘述的洗臉方法，使得肌膚健康最重要。

只要遵守第一章及第四～六章敘述的注意事項，就能從體內防止面皰的形成。

創造一個不會輸給面皰的肌膚，從體內預防面皰。頑固的面皰也可憑自己的力量治療，而且不會再長面皰，這才是最重要的部分。

・對本書如有任何疑問，請洽詢——
〒153日本國東京都目黑區下目黑1～2～12
電話：03—3779—2974　伊藤クリニック

•法律專欄連載• 電腦編號 58

台大法學院 法律學系／策劃
法律服務社／編著

①別讓您的權利睡著了1	200元
②別讓您的權利睡著了2	200元

•秘傳占卜系列• 電腦編號 14

①手相術	淺野八郎著	150元
②人相術	淺野八郎著	150元
③西洋占星術	淺野八郎著	150元
④中國神奇占卜	淺野八郎著	150元
⑤夢判斷	淺野八郎著	150元
⑥前世、來世占卜	淺野八郎著	150元
⑦法國式血型學	淺野八郎著	150元
⑧靈感、符咒學	淺野八郎著	150元
⑨紙牌占卜學	淺野八郎著	150元
⑩ＥＳＰ超能力占卜	淺野八郎著	150元
⑪猶太數的秘術	淺野八郎著	150元
⑫新心理測驗	淺野八郎著	160元
⑬塔羅牌預言秘法	淺野八郎著	元

•趣味心理講座• 電腦編號 15

①性格測驗１	探索男與女	淺野八郎著	140元
②性格測驗２	透視人心奧秘	淺野八郎著	140元
③性格測驗３	發現陌生的自己	淺野八郎著	140元
④性格測驗４	發現你的真面目	淺野八郎著	140元
⑤性格測驗５	讓你們吃驚	淺野八郎著	140元
⑥性格測驗６	洞穿心理盲點	淺野八郎著	140元
⑦性格測驗７	探索對方心理	淺野八郎著	140元
⑧性格測驗８	由吃認識自己	淺野八郎著	140元

⑨性格測驗 9	戀愛知多少	淺野八郎著	160元
⑩性格測驗10	由裝扮瞭解人心	淺野八郎著	140元
⑪性格測驗11	敲開內心玄機	淺野八郎著	140元
⑫性格測驗12	透視你的未來	淺野八郎著	140元
⑬血型與你的一生		淺野八郎著	160元
⑭趣味推理遊戲		淺野八郎著	160元
⑮行爲語言解析		淺野八郎著	160元

・婦 幼 天 地・電腦編號 16

①八萬人減肥成果	黃靜香譯	180元
②三分鐘減肥體操	楊鴻儒譯	150元
③窈窕淑女美髮秘訣	柯素娥譯	130元
④使妳更迷人	成　玉譯	130元
⑤女性的更年期	官舒妍編譯	160元
⑥胎內育兒法	李玉瓊編譯	150元
⑦早產兒袋鼠式護理	唐岱蘭譯	200元
⑧初次懷孕與生產	婦幼天地編譯組	180元
⑨初次育兒12個月	婦幼天地編譯組	180元
⑩斷乳食與幼兒食	婦幼天地編譯組	180元
⑪培養幼兒能力與性向	婦幼天地編譯組	180元
⑫培養幼兒創造力的玩具與遊戲	婦幼天地編譯組	180元
⑬幼兒的症狀與疾病	婦幼天地編譯組	180元
⑭腿部苗條健美法	婦幼天地編譯組	180元
⑮女性腰痛別忽視	婦幼天地編譯組	150元
⑯舒展身心體操術	李玉瓊編譯	130元
⑰三分鐘臉部體操	趙薇妮著	160元
⑱生動的笑容表情術	趙薇妮著	160元
⑲心曠神怡減肥法	川津祐介著	130元
⑳內衣使妳更美麗	陳玄茹譯	130元
㉑瑜伽美姿美容	黃靜香編著	150元
㉒高雅女性裝扮學	陳珮玲譯	180元
㉓蠶糞肌膚美顏法	坂梨秀子著	160元
㉔認識妳的身體	李玉瓊譯	160元
㉕產後恢復苗條體態	居理安・芙萊喬著	200元
㉖正確護髮美容法	山崎伊久江著	180元
㉗安琪拉美姿養生學	安琪拉蘭斯博瑞著	180元
㉘女體性醫學剖析	增田豐著	220元
㉙懷孕與生產剖析	岡部綾子著	180元
㉚斷奶後的健康育兒	東城百合子著	220元
㉛引出孩子幹勁的責罵藝術	多湖輝著	170元

㉜培養孩子獨立的藝術	多湖輝著	170元
㉝子宮肌瘤與卵巢囊腫	陳秀琳編著	180元
㉞下半身減肥法	納他夏・史達賓著	180元
㉟女性自然美容法	吳雅菁編著	180元
㊱再也不發胖	池園悅太郎著	170元
㊲生男生女控制術	中垣勝裕著	220元
㊳使妳的肌膚更亮麗	楊　皓編著	170元
㊴臉部輪廓變美	芝崎義夫著	180元
㊵斑點、皺紋自己治療	高須克彌著	180元
㊶面皰自己治療	伊藤雄康著	180元
㊷隨心所欲瘦身冥想法	原久子著	180元
㊸胎兒革命	鈴木丈織著	元

・青春天地・電腦編號 17

①A血型與星座	柯素娥編譯	120元
②B血型與星座	柯素娥編譯	120元
③O血型與星座	柯素娥編譯	120元
④AB血型與星座	柯素娥編譯	120元
⑤青春期性教室	呂貴嵐編譯	130元
⑥事半功倍讀書法	王毅希編譯	150元
⑦難解數學破題	宋釗宜編譯	130元
⑧速算解題技巧	宋釗宜編譯	130元
⑨小論文寫作秘訣	林顯茂編譯	120元
⑪中學生野外遊戲	熊谷康編著	120元
⑫恐怖極短篇	柯素娥編譯	130元
⑬恐怖夜話	小毛驢編譯	130元
⑭恐怖幽默短篇	小毛驢編譯	120元
⑮黑色幽默短篇	小毛驢編譯	120元
⑯靈異怪談	小毛驢編譯	130元
⑰錯覺遊戲	小毛驢編譯	130元
⑱整人遊戲	小毛驢編著	150元
⑲有趣的超常識	柯素娥編譯	130元
⑳哦！原來如此	林慶旺編譯	130元
㉑趣味競賽100種	劉名揚編譯	120元
㉒數學謎題入門	宋釗宜編譯	150元
㉓數學謎題解析	宋釗宜編譯	150元
㉔透視男女心理	林慶旺編譯	120元
㉕少女情懷的自白	李桂蘭編譯	120元
㉖由兄弟姊妹看命運	李玉瓊編譯	130元
㉗趣味的科學魔術	林慶旺編譯	150元

㉘趣味的心理實驗室　李燕玲編譯　150元
㉙愛與性心理測驗　小毛驢編譯　130元
㉚刑案推理解謎　小毛驢編譯　130元
㉛偵探常識推理　小毛驢編譯　130元
㉜偵探常識解謎　小毛驢編譯　130元
㉝偵探推理遊戲　小毛驢編譯　130元
㉞趣味的超魔術　廖玉山編著　150元
㉟趣味的珍奇發明　柯素娥編著　150元
㊱登山用具與技巧　陳瑞菊編著　150元

・健康天地・電腦編號18

①壓力的預防與治療　柯素娥編譯　130元
②超科學氣的魔力　柯素娥編譯　130元
③尿療法治病的神奇　中尾良一著　130元
④鐵證如山的尿療法奇蹟　廖玉山譯　120元
⑤一日斷食健康法　葉慈容編譯　150元
⑥胃部強健法　陳炳崑譯　120元
⑦癌症早期檢查法　廖松濤譯　160元
⑧老人痴呆症防止法　柯素娥編譯　130元
⑨松葉汁健康飲料　陳麗芬編譯　130元
⑩揉肚臍健康法　永井秋夫著　150元
⑪過勞死、猝死的預防　卓秀貞編譯　130元
⑫高血壓治療與飲食　藤山順豐著　150元
⑬老人看護指南　柯素娥編譯　150元
⑭美容外科淺談　楊啟宏著　150元
⑮美容外科新境界　楊啟宏著　150元
⑯鹽是天然的醫生　西英司郎著　140元
⑰年輕十歲不是夢　梁瑞麟譯　200元
⑱茶料理治百病　桑野和民著　180元
⑲綠茶治病寶典　桑野和民著　150元
⑳杜仲茶養顏減肥法　西田博著　150元
㉑蜂膠驚人療效　瀨長良三郎著　150元
㉒蜂膠治百病　瀨長良三郎著　180元
㉓醫藥與生活　鄭炳全著　180元
㉔鈣長生寶典　落合敏著　180元
㉕大蒜長生寶典　木下繁太郎著　160元
㉖居家自我健康檢查　石川恭三著　160元
㉗永恒的健康人生　李秀鈴譯　200元
㉘大豆卵磷脂長生寶典　劉雪卿譯　150元
㉙芳香療法　梁艾琳譯　160元

㉚醋長生寶典	柯素娥譯	180元
㉛從星座透視健康	席拉・吉蒂斯著	180元
㉜愉悅自在保健學	野本二士夫著	160元
㉝裸睡健康法	丸山淳士等著	160元
㉞糖尿病預防與治療	藤田順豐著	180元
㉟維他命長生寶典	菅原明子著	180元
㊱維他命C新效果	鐘文訓編	150元
㊲手、腳病理按摩	堤芳朗著	160元
㊳AIDS瞭解與預防	彼得塔歇爾著	180元
㊴甲殼質殼聚糖健康法	沈永嘉譯	160元
㊵神經痛預防與治療	木下眞男著	160元
㊶室內身體鍛鍊法	陳炳崑編著	160元
㊷吃出健康藥膳	劉大器編著	180元
㊸自我指壓術	蘇燕謀編著	160元
㊹紅蘿蔔汁斷食療法	李玉瓊編著	150元
㊺洗心術健康秘法	竺翠萍編譯	170元
㊻枇杷葉健康療法	柯素娥編譯	180元
㊼抗衰血癒	楊啟宏著	180元
㊽與癌搏鬥記	逸見政孝著	180元
㊾冬蟲夏草長生寶典	高橋義博著	170元
㊿痔瘡・大腸疾病先端療法	宮島伸宜著	180元
51膠布治癒頑固慢性病	加瀨建造著	180元
52芝麻神奇健康法	小林貞作著	170元
53香煙能防止癡呆？	高田明和著	180元
54穀菜食治癌療法	佐藤成志著	180元
55貼藥健康法	松原英多著	180元
56克服癌症調和道呼吸法	帶津良一著	180元
57Ｂ型肝炎預防與治療	野村喜重郎著	180元
58青春永駐養生導引術	早島正雄著	180元
59改變呼吸法創造健康	原久子著	180元
60荷爾蒙平衡養生秘訣	出村博著	180元
61水美肌健康法	井戶勝富著	170元
62認識食物掌握健康	廖梅珠編著	170元
63痛風劇痛消除法	鈴木吉彥著	180元
64酸莖菌驚人療效	上田明彥著	180元
65大豆卵磷脂治現代病	神津健一著	200元
66時辰療法——危險時刻凌晨4時	呂建強等著	180元
67自然治癒力提升法	帶津良一著	180元
68巧妙的氣保健法	藤平墨子著	180元
69治癒Ｃ型肝炎	熊田博光著	180元
70肝臟病預防與治療	劉名揚編著	180元

⑪腰痛平衡療法	荒井政信著	180元
⑫根治多汗症、狐臭	稻葉益巳著	220元
⑬40歲以後的骨質疏鬆症	沈永嘉譯	180元
⑭認識中藥	松下一成著	180元
⑮氣的科學	佐佐木茂美著	180元

•實用女性學講座• 電腦編號 19

①解讀女性內心世界	島田一男著	150元
②塑造成熟的女性	島田一男著	150元
③女性整體裝扮學	黃靜香編著	180元
④女性應對禮儀	黃靜香編著	180元
⑤女性婚前必修	小野十傳著	200元
⑥徹底瞭解女人	田口二州著	180元
⑦拆穿女性謊言88招	島田一男著	200元

•校 園 系 列• 電腦編號 20

①讀書集中術	多湖輝著	150元
②應考的訣竅	多湖輝著	150元
③輕鬆讀書贏得聯考	多湖輝著	150元
④讀書記憶秘訣	多湖輝著	150元
⑤視力恢復！超速讀術	江錦雲譯	180元
⑥讀書36計	黃柏松編著	180元
⑦驚人的速讀術	鐘文訓編著	170元
⑧學生課業輔導良方	多湖輝著	180元
⑨超速讀超記憶法	廖松濤編著	180元
⑩速算解題技巧	宋釗宜編著	200元

•實用心理學講座• 電腦編號 21

①拆穿欺騙伎倆	多湖輝著	140元
②創造好構想	多湖輝著	140元
③面對面心理術	多湖輝著	160元
④偽裝心理術	多湖輝著	140元
⑤透視人性弱點	多湖輝著	140元
⑥自我表現術	多湖輝著	180元
⑦不可思議的人性心理	多湖輝著	150元
⑧催眠術入門	多湖輝著	150元
⑨責罵部屬的藝術	多湖輝著	150元
⑩精神力	多湖輝著	150元

⑪厚黑說服術	多湖輝著	150元
⑫集中力	多湖輝著	150元
⑬構想力	多湖輝著	150元
⑭深層心理術	多湖輝著	160元
⑮深層語言術	多湖輝著	160元
⑯深層說服術	多湖輝著	180元
⑰掌握潛在心理	多湖輝著	160元
⑱洞悉心理陷阱	多湖輝著	180元
⑲解讀金錢心理	多湖輝著	180元
⑳拆穿語言圈套	多湖輝著	180元
㉑語言的內心玄機	多湖輝著	180元

•超現實心理講座•電腦編號 22

①超意識覺醒法	詹蔚芬編譯	130元
②護摩秘法與人生	劉名揚編譯	130元
③秘法！超級仙術入門	陸　明譯	150元
④給地球人的訊息	柯素娥編著	150元
⑤密教的神通力	劉名揚編著	130元
⑥神秘奇妙的世界	平川陽一著	180元
⑦地球文明的超革命	吳秋嬌譯	200元
⑧力量石的秘密	吳秋嬌譯	180元
⑨超能力的靈異世界	馬小莉譯	200元
⑩逃離地球毀滅的命運	吳秋嬌譯	200元
⑪宇宙與地球終結之謎	南山宏著	200元
⑫驚世奇功揭秘	傅起鳳著	200元
⑬啟發身心潛力心象訓練法	栗田昌裕著	180元
⑭仙道術遁甲法	高藤聰一郎著	220元
⑮神通力的秘密	中岡俊哉著	180元
⑯仙人成仙術	高藤聰一郎著	200元
⑰仙道符咒氣功法	高藤聰一郎著	220元
⑱仙道風水術尋龍法	高藤聰一郎著	200元
⑲仙道奇蹟超幻像	高藤聰一郎著	200元
⑳仙道鍊金術房中法	高藤聰一郎著	200元
㉑奇蹟超醫療治癒難病	深野一幸著	220元
㉒揭開月球的神秘力量	超科學研究會	180元
㉓西藏密教奧義	高藤聰一郎著	250元

•養 生 保 健•電腦編號 23

①醫療養生氣功	黃孝寬著	250元

②中國氣功圖譜　余功保著　230元
③少林醫療氣功精粹　井玉蘭著　250元
④龍形實用氣功　吳大才等著　220元
⑤魚戲增視強身氣功　宮　嬰著　220元
⑥嚴新氣功　前新培金著　250元
⑦道家玄牝氣功　張　章著　200元
⑧仙家秘傳袪病功　李遠國著　160元
⑨少林十大健身功　秦慶豐著　180元
⑩中國自控氣功　張明武著　250元
⑪醫療防癌氣功　黃孝寬著　250元
⑫醫療強身氣功　黃孝寬著　250元
⑬醫療點穴氣功　黃孝寬著　250元
⑭中國八卦如意功　趙維漢著　180元
⑮正宗馬禮堂養氣功　馬禮堂著　420元
⑯秘傳道家筋經內丹功　王慶餘著　280元
⑰三元開慧功　辛桂林著　250元
⑱防癌治癌新氣功　郭　林著　180元
⑲禪定與佛家氣功修煉　劉天君著　200元
⑳顛倒之術　梅自強著　360元
㉑簡明氣功辭典　吳家駿編　360元
㉒八卦三合功　張全亮著　230元

・社會人智囊・電腦編號 24

①糾紛談判術　清水增三著　160元
②創造關鍵術　淺野八郎著　150元
③觀人術　淺野八郎著　180元
④應急詭辯術　廖英迪編著　160元
⑤天才家學習術　木原武一著　160元
⑥猫型狗式鑑人術　淺野八郎著　180元
⑦逆轉運掌握術　淺野八郎著　180元
⑧人際圓融術　澀谷昌三著　160元
⑨解讀人心術　淺野八郎著　180元
⑩與上司水乳交融術　秋元隆司著　180元
⑪男女心態定律　小田晉著　180元
⑫幽默說話術　林振輝編著　200元
⑬人能信賴幾分　淺野八郎著　180元
⑭我一定能成功　李玉瓊譯　180元
⑮獻給青年的嘉言　陳蒼杰譯　180元
⑯知人、知面、知其心　林振輝編著　180元
⑰塑造堅強的個性　坂上肇著　180元

⑱爲自己而活	佐藤綾子著	180元
⑲未來十年與愉快生活有約	船井幸雄著	180元
⑳超級銷售話術	杜秀卿譯	180元
㉑感性培育術	黃靜香編著	180元
㉒公司新鮮人的禮儀規範	蔡媛惠譯	180元
㉓傑出職員鍛鍊術	佐佐木正著	180元
㉔面談獲勝戰略	李芳黛譯	180元
㉕金玉良言撼人心	森純大著	180元
㉖男女幽默趣典	劉華亭編著	180元
㉗機智說話術	劉華亭編著	180元
㉘心理諮商室	柯素娥譯	180元
㉙如何在公司頭角崢嶸	佐佐木正著	180元
㉚機智應對術	李玉瓊編著	200元

•精 選 系 列• 電腦編號 25

①毛澤東與鄧小平	渡邊利夫等著	280元
②中國大崩裂	江戶介雄著	180元
③台灣•亞洲奇蹟	上村幸治著	220元
④7-ELEVEN高盈收策略	國友隆一著	180元
⑤台灣獨立	森　詠著	200元
⑥迷失中國的末路	江戶雄介著	220元
⑦2000年5月全世界毀滅	紫藤甲子男著	180元
⑧失去鄧小平的中國	小島朋之著	220元

•運 動 遊 戲• 電腦編號 26

①雙人運動	李玉瓊譯	160元
②愉快的跳繩運動	廖玉山譯	180元
③運動會項目精選	王佑京譯	150元
④肋木運動	廖玉山譯	150元
⑤測力運動	王佑宗譯	150元

•休 閒 娛 樂• 電腦編號 27

①海水魚飼養法	田中智浩著	300元
②金魚飼養法	曾雪玫譯	250元
③熱門海水魚	毛利匡明著	元
④愛犬的教養與訓練	池田好雄著	250元

・銀髮族智慧學・電腦編號 28

①銀髮六十樂逍遙	多湖輝著	170元
②人生六十反年輕	多湖輝著	170元
③六十歲的決斷	多湖輝著	170元

・飲 食 保 健・電腦編號 29

①自己製作健康茶	大海淳著	220元
②好吃、具藥效茶料理	德永睦子著	220元
③改善慢性病健康藥草茶	吳秋嬌譯	200元
④藥酒與健康果菜汁	成玉編著	250元

・家庭醫學保健・電腦編號 30

①女性醫學大全	雨森良彥著	380元
②初爲人父育兒寶典	小瀧周曹著	220元
③性活力強健法	相建華著	200元
④30歲以上的懷孕與生產	李芳黛編著	220元
⑤舒適的女性更年期	野末悅子著	200元
⑥夫妻前戲的技巧	笠井寬司著	200元
⑦病理足穴按摩	金慧明著	220元
⑧爸爸的更年期	河野孝旺著	200元
⑨橡皮帶健康法	山田晶著	200元
⑩33天健美減肥	相建華等著	180元
⑪男性健美入門	孫玉祿編著	180元

・心 靈 雅 集・電腦編號 00

①禪言佛語看人生	松濤弘道著	180元
②禪密教的奧秘	葉逯謙譯	120元
③觀音大法力	田口日勝著	120元
④觀音法力的大功德	田口日勝著	120元
⑤達摩禪106智慧	劉華亭編譯	220元
⑥有趣的佛教研究	葉逯謙編譯	170元
⑦夢的開運法	蕭京凌譯	130元
⑧禪學智慧	柯素娥編譯	130元
⑨女性佛教入門	許俐萍譯	110元
⑩佛像小百科	心靈雅集編譯組	130元
⑪佛教小百科趣談	心靈雅集編譯組	120元

⑫佛教小百科漫談	心靈雅集編譯組	150元
⑬佛教知識小百科	心靈雅集編譯組	150元
⑭佛學名言智慧	松濤弘道著	220元
⑮釋迦名言智慧	松濤弘道著	220元
⑯活人禪	平田精耕著	120元
⑰坐禪入門	柯素娥編譯	150元
⑱現代禪悟	柯素娥編譯	130元
⑲道元禪師語錄	心靈雅集編譯組	130元
⑳佛學經典指南	心靈雅集編譯組	130元
㉑何謂「生」　阿含經	心靈雅集編譯組	150元
㉒一切皆空　般若心經	心靈雅集編譯組	150元
㉓超越迷惘　法句經	心靈雅集編譯組	130元
㉔開拓宇宙觀　華嚴經	心靈雅集編譯組	130元
㉕真實之道　法華經	心靈雅集編譯組	130元
㉖自由自在　涅槃經	心靈雅集編譯組	130元
㉗沈默的教示　維摩經	心靈雅集編譯組	150元
㉘開通心眼　佛語佛戒	心靈雅集編譯組	130元
㉙揭秘寶庫　密教經典	心靈雅集編譯組	180元
㉚坐禪與養生	廖松濤譯	110元
㉛釋尊十戒	柯素娥編譯	120元
㉜佛法與神通	劉欣如編著	120元
㉝悟（正法眼藏的世界）	柯素娥編譯	120元
㉞只管打坐	劉欣如編著	120元
㉟喬答摩・佛陀傳	劉欣如編著	120元
㊱唐玄奘留學記	劉欣如編著	120元
㊲佛教的人生觀	劉欣如編譯	110元
㊳無門關（上卷）	心靈雅集編譯組	150元
㊴無門關（下卷）	心靈雅集編譯組	150元
㊵業的思想	劉欣如編著	130元
㊶佛法難學嗎	劉欣如著	140元
㊷佛法實用嗎	劉欣如著	140元
㊸佛法殊勝嗎	劉欣如著	140元
㊹因果報應法則	李常傳編	140元
㊺佛教醫學的奧秘	劉欣如編著	150元
㊻紅塵絕唱	海　若著	130元
㊼佛教生活風情	洪丕謨、姜玉珍著	220元
㊽行住坐臥有佛法	劉欣如著	160元
㊾起心動念是佛法	劉欣如著	160元
㊿四字禪語	曹洞宗青年會	200元
51妙法蓮華經	劉欣如編著	160元
52根本佛教與大乘佛教	葉作森編	180元

國家圖書館出版品預行編目資料

面皰自己治療/伊藤雄康著；劉小惠譯
——初版，——臺北市，大展，民86
180面；　　公分，——（婦幼天地；41）
譯自：ニキビのことならまかせなさぃ
ISBN 957-557-726-4（平裝）

1. 皮膚—疾病

415.725　　　　86006536

NIKIBI NO KOTO NARA MAKASENASAI by Yūkō Itō

First published in Japan in 1995 by Kobun－Sha
Chinese translation rights arranged with Kobun－Sha
through Japan Foreigh－Rights Centre/Keio Cultural Enterprise CO., Ltd.
版權仲介/京王文化事業有限公司

面皰自己治療　　ISBN 957-557-726-4

原著者/伊藤雄康
編譯者/劉小惠
發行人/蔡森明
出版者/大展出版社有限公司
社　址/台北市北投區（石牌）致遠一路2段12巷1號
電　話/（02）8236031・8236033
傳　真/（02）8272069
郵政劃撥/0166955-1
登記證/局版臺業字第2171號
承印者/國順圖書印刷公司
裝　訂/嶸興裝訂有限公司
排版者/弘益電腦排版有限公司
電　話/（02）5611592
初版1刷/1997年（民86年）7月

定　價/180元

●本書若有破損缺頁敬請寄回本社更換●

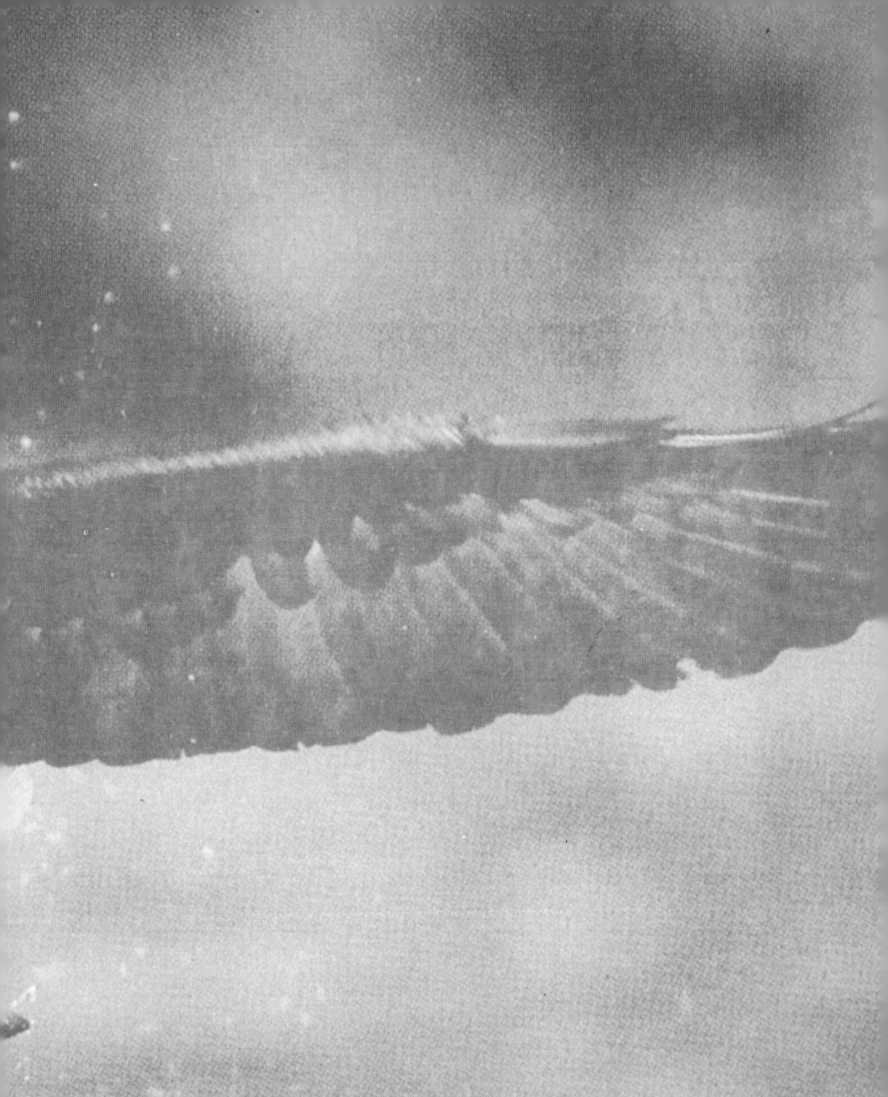

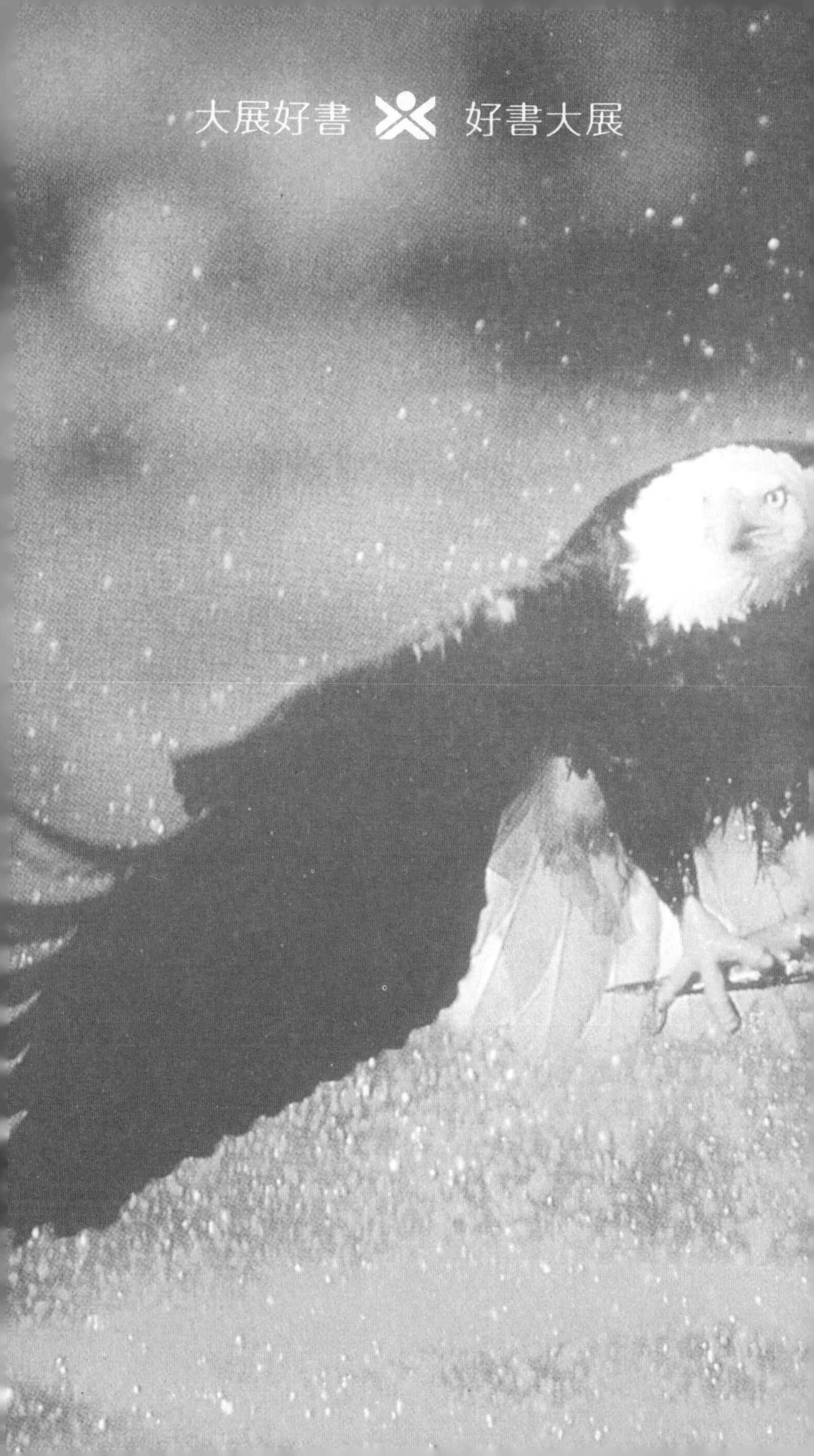
大展好書 好書大展